**BAICAO LIANGFANG
SUREN SUCHA XIAOHONGSHU**

百草良方
速认速查小红书

主编　路　臻　李其信　余　亮

天津出版传媒集团

天津科学技术出版社

图书在版编目（CIP）数据

百草良方速认速查小红书 / 路臻，李其信，余亮主
编 . — 天津 ：天津科学技术出版社，2022.4
　　ISBN 978-7-5576-9868-3

　　Ⅰ . ①百… Ⅱ . ①路… ②李… ③余… Ⅲ . ①验方－
汇编 Ⅳ . ① R289.5

中国版本图书馆 CIP 数据核字（2022）第 025952 号

百草良方速认速查小红书
BAICAO LIANGFANG SUREN SUCHA XIAOHONGSHU
责任编辑：胡艳杰

出　　版　天津出版传媒集团
　　　　　天津科学技术出版社

地　　址：天津市西康路 35 号
邮　　编：300051
电　　话：（022）23332695
网　　址：www.tjkjcbs.com.cn
发　　行：新华书店经销
印　　刷：北京旺都印务有限公司

开本 889×1194　1/64　印张 9　字数 400 000
2022 年 4 月第 1 版第 1 次印刷
定价：98.00 元

编委会名单

前言

QIAN YAN

我国中医药文化历史悠久、源远流长，为中华民族的繁荣昌盛和人类的身体健康做出了巨大的贡献。中草药是大自然赋予我国的宝贵财富，我国境内蕴藏着十分丰富的中草药资源。从古至今，我国各族人民都能够充分利用各种草木、花果治疗各种疾病。"神农尝百草"的故事至今依然广为流传，也充分说明了我国民间使用中草药治疗各种疾患的历史十分悠久。

中草药具有疗效确切、副作用小、价廉物美等特点，不仅对各种常见慢性病有较好的疗效，而且还能治疗一些疑难病症，历来深受人民群众喜爱。同时，由于中草药具有收集方便、使用便捷和经济实用等优点，所以，有很多人应用中草药治病、美容和食疗保健。

中草药种类繁多、分布广泛、资源丰富、应用历史悠久，作为天然药物，准确识别是合理使用中草药的前提，但一般读者往往只能认识几种到几十种中草药，这就极大地制约了中草药的广泛应用。为了更好地普及和应用中草药，继承和发掘中国医药文化遗产，使中草药在防治疾病中更好地为人类健康服务，我们本着安全、有效、简便、经济、易找、实用的原则，选择了民间常用且疗效确切的中草药品种，并参考大量文献资料，编写了《百草良方速认速查小红书》一书。

本书精选常见的中草药近 300 种，分别从别名、来源、生境、采收、功用、验方等几个方面予以介绍，便于人们在日常生活中能够快速识别和应用。本书精选了民间广为流传且确有疗效的单方、验方、秘方共计 1200 多首，并配有高清彩色药图 600 多幅，包含药物生境图、局部特征放大图及饮片图等（对于多来源的品种，原则上只配第一来源的品种图片）。读者朋友们通过阅读本书，能够在现实生活的运用中做到有的放矢、对症下药。我们衷心希望本书在普及中草药科学知识、提高医疗保健、保障人民健康、保护和开发中草药资源方面发挥积极作用。同时，也希望在开发利用中草药时，注意生态平衡，保护野生资源及物种。对那些疗效佳、用量大的野生中草药，应逐步引种栽培，建立种植生产基地、资源保护区，有计划轮采，使我国有限的中草药资源能长久延续下去，为人类造福。需要特别提醒的是：广大读者朋友在阅读和应用本书时，如果需要应用书中所列的附方，必须在专业医师的指导下使用，以免造成不必要的伤害。

希望本书的出版能够起到抛砖引玉的作用，希望有更多的有识之士加入我们的行列，为我国中医药文化的传承和传播、为保障人类健康出谋献策。读者交流邮箱：228424497@qq.com。

编委会

于北京·阅园

目录

MU LU

解表药

发散风寒药

发散风热药

清热药

清热凉血药

清虚热药

泻下药

攻下药

峻下逐水药

祛风湿药

祛风寒湿药

祛风湿热药

祛风湿、强筋骨药

化湿药

利水渗湿药

利水消肿药

温里药

理气药

消食药

驱虫药

止血药

凉血止血药

化痰止咳平喘药

安神药

平肝息风药

补虚药

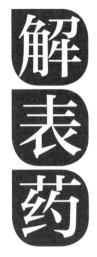

解表药

发散风寒　发散风热

麻黄

MA HUANG

别名 龙沙、卑相、狗骨、卑盐。

来源 本品为麻黄科植物草麻黄 (*Ephedra sinica* Stapf)、中麻黄 (*Ephedra intermedia* Schrenk et C. A. Mey.) 或木贼麻黄 (*Ephedra equisetina* Bge.) 的干燥草质茎。

生境 生长于干燥的山冈、高地、山田或干枯的河床中。主产于吉林、辽宁、内蒙古、河北、山西、河南等地。

采收 秋季采割绿色的草质茎，晒干，除去木质茎、残根及杂质，切段。

功用 辛、微苦，温。归肺、膀胱经。发汗散寒，宣肺平喘，利水消肿。用于风寒感冒，胸闷喘咳，风水浮肿，支气管哮喘。

验方 ①小儿腹泻：麻黄2～4克，前胡4～8克，水煎，加少量白糖送服，每日1剂。②小儿百日咳：麻黄、甘草各3克，化橘红5克，杏仁、百部各9克，水煎服。③荨麻疹：麻黄、蝉蜕、槐花、黄柏、乌梅、板蓝根、甘草、生大黄各10克，水煎服。④头痛发热（恶风无汗而喘）：麻黄9克，桂枝6克，炙甘草3克，杏仁10克，煎服发汗。

　　　　解表药 → 发散风寒药

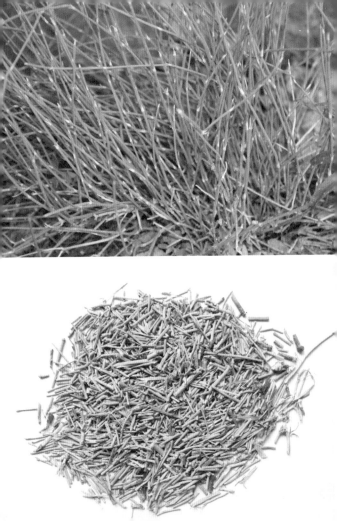

桂枝

别名 柳桂、嫩桂枝、桂枝尖。

来源 本品为樟科植物肉桂 (*Cinnamomum cassia* Presl) 的干燥嫩枝。

生境 以栽培为主。主产于广东、广西、云南等地。

采收 春、夏两季采收，除去叶，晒干，或切片晒干。以幼嫩、色棕红、气香者为佳。

功用 辛、甘、温。归心、肺、膀胱经。发汗解肌，温通经脉，助阳化气，平冲降气。用于风寒感冒，脘腹冷痛，血寒经闭，关节痹痛，痰饮，水肿，心悸，奔豚。

验方 ①面神经麻痹：桂枝30克，防风20克，赤芍15克，水煎，趁热擦洗患部，每次20分钟，每日2次，以局部皮肤潮红为度。②关节炎疼痛：桂枝、熟附子各9克，姜黄、威灵仙各12克，水煎服。③低血压：桂枝、肉桂各40克，甘草20克，混合煎煮，分3次当茶饮服。④闭经：桂枝10克，当归、川芎各8克，吴茱萸、艾叶各6克，水煎服。⑤胸闷胸痛：桂枝、枳实、薤白各10克，生姜3克，水煎服。

解表药 → 发散风寒药

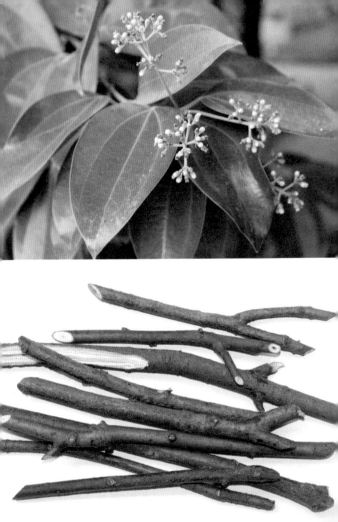

紫苏梗

别名 苏梗、苏茎、赤苏梗、红苏梗、紫苏草、桂苏梗、紫苏茎枝。

来源 本品为唇形科植物紫苏 [Perilla frutescens (L.) Britt.] 的干燥茎。

生境 多为栽培。我国各地均产，主产于江苏、湖北、湖南、浙江、山东、四川、重庆等地。

采收 秋季果实成熟后采割，除去杂质，晒干，或趁鲜切片，晒干。

功用 辛，温。归肺、脾经。理气宽中，止痛，安胎。用于胸膈痞闷，胃脘疼痛，嗳气呕吐，胎动不安。

验方 ①妊娠胸闷呕恶：紫苏梗、姜制竹茹各10克，砂仁6克，水煎服。②妊娠呕吐：紫苏梗9克，竹茹、陈皮各6克，制半夏5克，生姜3片，水煎服，每日1剂。③风热感冒：紫苏梗、荆芥各15克，大青叶、四季青、鸭跖草各30克，加清水500毫升，浓煎，每日3~4次。④胸腹胀闷，恶心呕吐：紫苏梗、陈皮、香附、半夏、莱菔子各9克，生姜6克，水煎服。

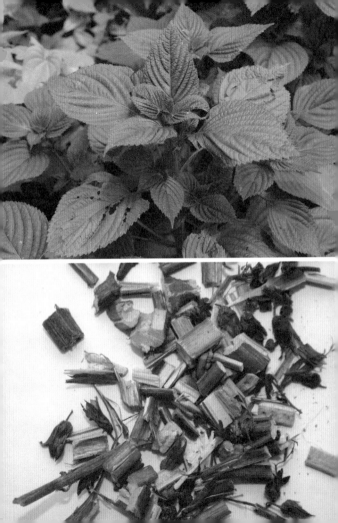

生姜

别名 母姜、姜根、鲜姜。

来源 本品为姜科植物姜 (*Zingiber officinale* Rosc.) 的新鲜根茎。

生境 生长于阳光充足、排水良好的沙质地。全国大部分地区均有栽培。主产于四川、贵州等地。

采收 秋、冬两季采挖，除去须根及泥沙，切片，生用。

功用 辛，微温。归肺、脾、胃经。解表散寒，温中止呕，化痰止咳。用于风寒感冒，胃寒呕吐，寒痰咳嗽。

验方 ①牙痛：生姜1片，咬在痛牙处。②咽喉肿痛：热姜水加少许食盐，漱口，每日早、晚各1次。③口腔溃疡：生姜20克，捣汁，频频漱口吐出，每日2～3次。④斑秃：生姜切片，近火烤热搽患处，每日2次。⑤止呕：生姜片少许，放口中。⑥呃逆：鲜姜30克，取汁，蜂蜜30克，调服。⑦冻疮未破：生姜切片，烤热后用其平面摩擦冻伤处。

　　　　解表药 → 发散风寒药

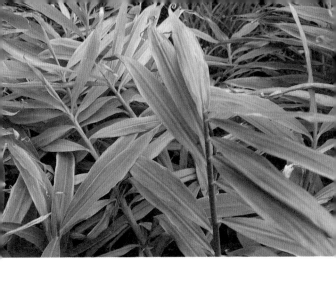

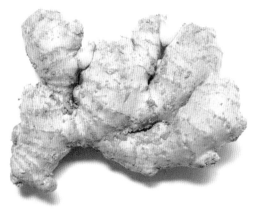

香薷

别名 香菜、香茹、香菜、香草、石香菜、石香薷。

来源 本品为唇形科植物石香薷 (*Mosla chinensis* Maxim.) 的干燥地上部分。

生境 生长于山野。主产于辽宁、河北、山东、河南、安徽、江苏、浙江、江西、湖北、四川、贵州、云南、陕西、甘肃等地。

采收 夏季茎叶茂盛、花盛时择晴天采割，除去杂质，阴干，切段，生用。

功用 辛，微温。归肺、胃经。发汗解表，化湿和中。用于暑湿感冒，恶寒发热，头痛无汗，腹痛吐泻，小便不利。本品用于发汗解表，用量不宜过大，且不宜久煎；用于利水消肿，量宜稍大，且须浓煎。

验方 ①小便不利、头面浮肿：香薷、白术各等份，研粉，炼蜜为丸，每次9克，每日2～3次。②水肿：香薷25000克，锉入锅中，加水久煮，去渣再浓煎，浓到可以捏丸时，即做成丸子，如梧桐子大；每次5丸，每日3次。

解表药 → 发散风寒药

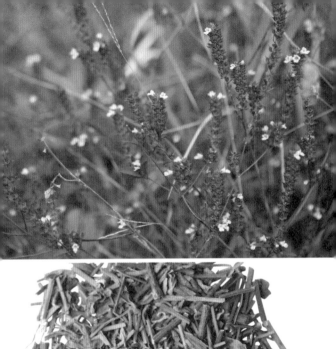

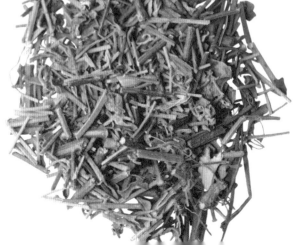

荆芥

别名　假苏、姜芥、鼠实、四棱杆蒿。

来源　本品为唇形科植物荆芥 (*Schizonepeta tenuifolia* Briq.) 的干燥地上部分。

生境　多为栽培。主产于浙江、江苏、河北、河南、山东等地。

采收　夏、秋两季花开到顶、穗绿时采割，除去杂质。晒干，切段，生用或炒炭用。

功用　辛，微温。归肺、肝经。解表散风，透疹，消疮。用于感冒，头痛，麻疹，风疹，疮疡初起。祛风解表生用，止血宜炒炭用。

验方　①皮肤瘙痒：荆芥、薄荷各6克，蝉蜕5克，白蒺藜10克，水煎服。②痔疮肿痛：荆芥30克，煎汤熏洗。③预防流行性感冒：荆芥9克，紫苏6克，水煎服。④感冒发热头痛：荆芥、防风各8克，川芎、白芷各10克，水煎服。⑤风寒型荨麻疹：荆芥、防风各6克，蝉蜕、甘草各3克，金银花10克，每日1剂，水煎，分2次服用。

　　解表药　→　发散风寒药

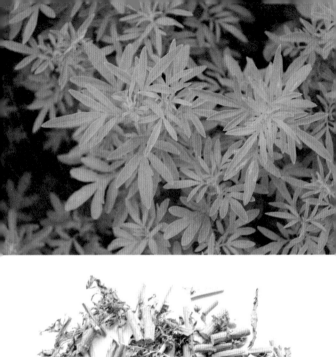

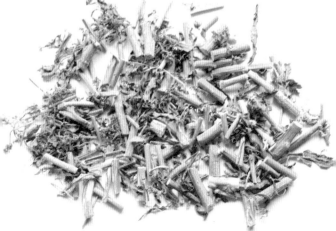

防风

别名 铜芸、风肉、回云、屏风、山芹菜、白毛草。

来源 本品为伞形科植物防风 [*Saposhnikovia divaricata* (Turcz.) Schischk.]的干燥根。

生境 生长于丘陵地带山坡草丛中或田边、路旁，高山中、下部。主产于东北、内蒙古、河北、山东、河南、陕西、山西、湖南等地。

采收 春、秋两季采挖未抽花茎植株的根，除去须根及泥沙，晒干。

功用 辛、甘，温。归膀胱、肝、脾经。祛风解表，胜湿止痛，止痉。用于感冒头痛，风湿痹痛，风疹瘙痒，破伤风。

验方 ①麻疹、风疹不透：防风、荆芥、浮萍各10克，水煎服。②痔疮出血：防风8克，荆芥炭、地榆炭各10克，水煎服。③感冒头痛：防风、荆芥各10克，紫苏叶、羌活各8克，水煎服。

　　　解表药 → 发散风寒药

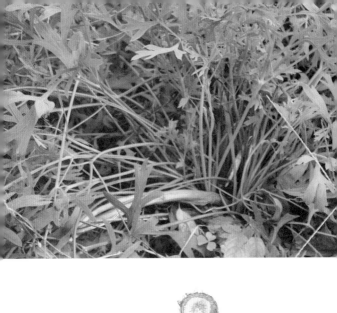

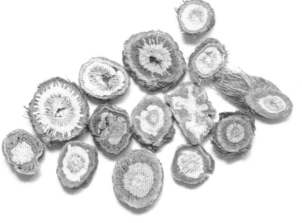

羌活

别名　羌滑、羌青、黑药、胡王使者、扩羌使者。

来源　本品为伞形科植物羌活 (*Notopterygium incisum* Ting ex H. T. Chang) 或宽叶羌活 (*Notoptergium franchetii* H. de Boiss.) 的干燥根茎及根。

生境　生长于海拔2600～3500米的高山、高原之林下、灌木丛、林缘、草甸。主产于内蒙古、山西、陕西、宁夏、甘肃、青海、湖北、四川等地。

采收　春、秋两季采挖，除去须根及泥沙，晒干。

功用　辛、苦，温。归膀胱、肾经。解表散寒，祛风除湿，止痛。用于风寒感冒，头痛项强，风湿痹痛，肩背酸痛。

验方　①眼胀：羌活适量，水煎服。②产后腹痛：羌活100克，煎酒服。③风湿性关节炎：羌活、当归、桂枝各6克，松子仁10～15克，加黄酒和水等量合煎，每日1剂，分2次服用。④头痛：羌活12克，山豆根15克，五味子3克，水煎服，每日1～2次。⑤感冒发热、扁桃体炎：羌活5克，板蓝根、蒲公英各6克，水煎，每日1剂，分2次服用。

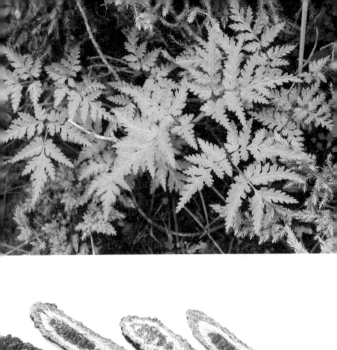
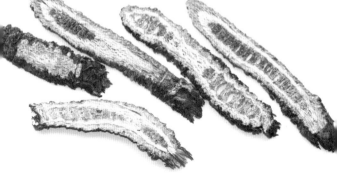

白芷

别名 芳香、苻蓠、泽芬、香白芷。

来源 本品为伞形科植物白芷 [*Angelica dahurica* (Fisch. ex Hoffm.) Benth. et Hook. f.] 或杭白芷 [*Angelica dahurica* (Fisch. ex Hoffm.) Benth. et Hook. f. var. *formosana* (Boiss.) Shan et Yuan] 的干燥根。

生境 生长于山地林缘。产于河南长葛、禹州的习称"禹白芷";产于河北安国的习称"祁白芷"。

采收 夏、秋间叶黄时采挖,除去须根及泥沙,晒干或低温干燥。

功用 辛,温。归胃、大肠、肺经。解表散寒,祛风止痛,宣通鼻窍,燥湿止带,消肿排脓。用于感冒头痛,眉棱骨痛,鼻塞,鼻窦炎,牙痛,白带异常,疮疡肿痛。

验方 ①牙痛:白芷、细辛、吴茱萸各8克,水煎漱口,或研末塞牙。②肝炎:白芷、大黄各等份,研末,每次5克,每日2次,口服。③外感风寒引起的头痛、眉棱骨痛:白芷60克,水煎服,每日3次。

解表药 → 发散风寒药

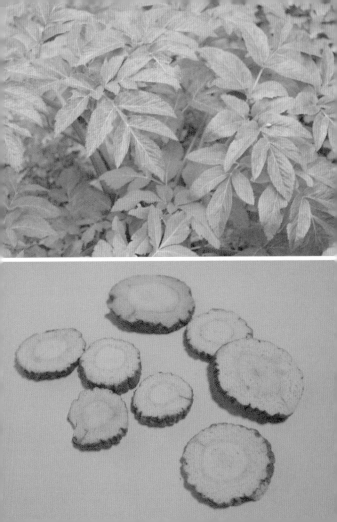

细辛

别名 小辛、细草、少辛、细条、独叶草、山人参、金盆草。

来源 本品为马兜铃科植物北细辛 [*Asarum heterotropoides* Fr. Schmidt var. *mandshuricum* (Maxim.) Kitag.]、汉城细辛 (*Asarum sieboldii* Miq. var. *seoulense* Nakai) 或华细辛 (*Asarum sieboldii* Miq.) 的干燥根和根茎。

生境 生长于林下腐殖层深厚稍阴湿处，常见于针阔叶混交林及阔叶林下、密集的灌木丛中、山沟底稍湿润处、林缘或山坡疏林下的湿地。主产于东北。

采收 夏季果熟期或初秋采挖，除净泥沙，阴干。

功用 辛，温。归心、肺、肾经。祛风散寒，祛风止痛，通窍，温肺化饮。用于风寒感冒，头痛，牙痛，鼻塞流涕，鼻窦炎，风湿痹痛，痰饮喘咳。

验方 ①阳虚感冒：细辛、麻黄各3克，附子10克，水煎温服。②口舌生疮：细辛、黄连各等份，为末；先以布巾揩净患处，掺药在上。

　解表药 → 发散风寒药

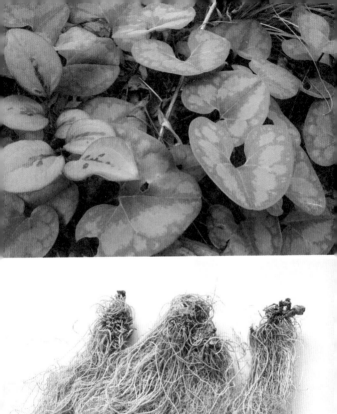
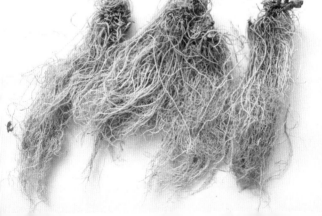

藁本

别名 藁茇、藁板、薇茎、野芹菜。

来源 本品为伞形科植物藁本 (*Ligusticum sinense* Oliv.) 或辽藁本 (*Ligusticum jeholense* Nakai et Kitag.) 的干燥根茎及根。

生境 生长于湿润的水滩边或向阳山坡草丛中。主产于四川、重庆、湖北、湖南、陕西等地。

采收 秋季茎叶枯萎或次春出苗时采挖，除去地上部分及泥沙，晒干或烘干。

功用 辛，温。归膀胱经。祛风，散寒，除湿，止痛。用于风寒感冒、巅顶疼痛，风湿痹痛。

验方 ①胃痉挛、腹痛：藁本25克，苍术15克，水煎服。②头屑多：藁本、白芷各等份，为末，夜掺发内，早起梳之，垢自去。③风寒头痛及巅顶痛：藁本、川芎、细辛、葱头各等份，水煎服。

　　　解表药 → 发散风寒药

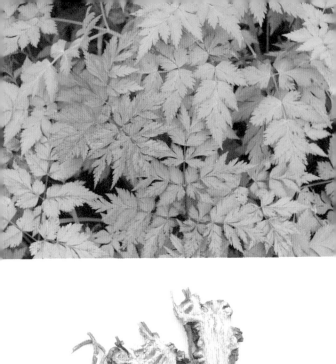
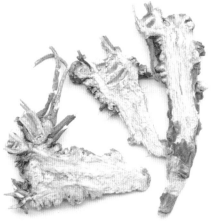

苍耳子

别名 苍耳实、野茄子、苍耳仁、刺儿棵、胡苍子、疔疮草、黏黏葵。

来源 本品为菊科植物苍耳 (*Xanthium sibiricum* Patr.) 的干燥成熟带总苞的果实。

生境 生长于荒地、山坡等干燥向阳处。分布于全国各地。

采收 9～10月割取地上部分，打下果实，晒干，去刺，生用或炒用。

功用 辛、苦，温；有毒。归肺经。散风寒，祛风湿，通鼻窍。用于风寒头痛，鼻塞流涕，风疹瘙痒，湿痹拘挛。

验方 ①腹水：苍耳子灰、葶苈末各等份，每次10克，水下，每日2次。②鼻窦炎流涕：苍耳子适量，炒研为末，每白汤点服1次，每次10克。③鼻窦炎引起的头痛：苍耳子15克，炒黄，水煎当茶饮。④顽固性牙痛：苍耳子6克，焙黄去壳，研末，与1个鸡蛋和匀，不放油盐，炒熟食之，每日1次，连服3剂。

024 | 025　百草良方速认速查小红书

解表药 → 发散风寒药

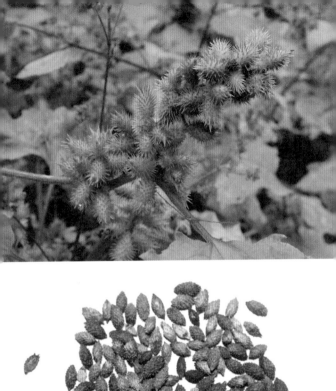
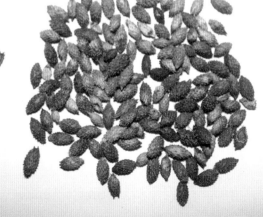

辛夷

别名 房木、木笔花、毛辛夷、姜朴花、紫玉兰。

来源 本品为木兰科植物望春花 (*Magnolia biondii* Pamp.)、玉兰 (*Magnolia denudata* Desr.) 或武当玉兰 (*Magndia sprengeri* Pamp.) 的干燥花蕾。

生境 生长于较温暖地区。野生较少，主产于河南、安徽、湖北、四川、陕西等地。玉兰多为庭院栽培。

采收 冬末春初花未开放时采收，除去枝梗，阴干。

功用 辛，温。归肺、胃经。散风寒，通鼻窍。用于风寒头痛，鼻塞流涕，鼻窦炎。

验方 ①感冒头痛鼻塞：辛夷、白芷、苍耳子各9克，水煎服。②鼻炎、鼻窦炎：辛夷15克，鸡蛋3个，同煮，吃蛋饮汤。③鼻塞：辛夷、皂角、石菖蒲各等份，为末，绵裹塞鼻中。④过敏性鼻炎：辛夷3克，藿香10克，开水冲泡，浸闷5～10分钟，频饮，每日1～2剂。

解表药 → 发散风寒药

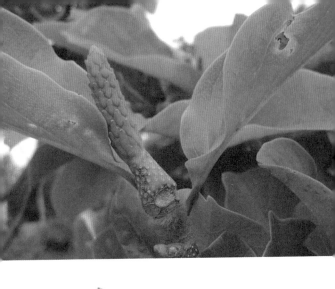

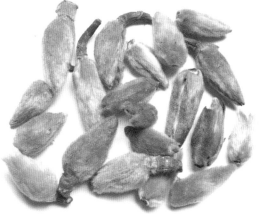

葱白

别名 葱茎。

来源 本品为百合科植物葱 (*Allium fistulosum* L.) 近根部的鳞茎。

生境 生长于肥沃的沙质壤土里。全国各地均有出产。

采收 采挖后除去须根和叶，剥去外膜。鲜用。

功用 辛，温。归肺、胃经。辛散温通，能宣通上下，通达表里，外可散风寒发汗以解表，内能散寒凝通阳气以止痛。

验方 ①小儿消化不良：生葱1根，生姜25克，同捣碎，加入茴香粉15克，混匀后炒热（以皮肤能忍受为度），用纱布包好敷于脐部，每日1～2次，直到治愈为止。②蛔虫性急腹痛：鲜葱白50克，捣烂取汁，用麻油50克调和，空腹1次服下（小儿酌减），每日2次。③胃痛、胃酸过多、消化不良：大葱头4个，红糖200克，将葱头捣烂，混入红糖，放在盘里用锅蒸熟，每次15克，每日3次。

解表药 → 发散风寒药

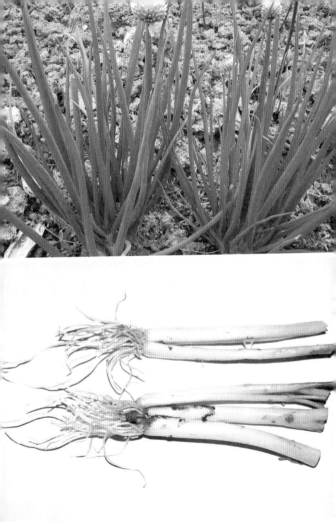

薄荷

BO HE

别名 蕃荷菜、仁丹草、南薄荷、土薄荷、猫儿薄荷。

来源 本品为唇形科植物薄荷 (*Mentha haplocalyx* Briq.) 的干燥地上部分。

生境 生长于河旁、山野湿地。主产于江苏、浙江、湖南等地。

采收 夏、秋两季茎叶茂盛或花开至三轮时，选晴天，分次采割，晒干或阴干。

功用 辛，凉。归肺、肝经。疏散风热，清利头目，利咽，透疹，疏肝行气。用于风热感冒，风温初起，头痛，目赤，喉痹，口疮，风疹，麻疹，胸胁胀闷。

验方 ①牙痛、风热肿痛：薄荷、樟脑、花椒各等份，研为细末，搽患处。②小儿感冒：鲜薄荷5克，钩藤、贝母各3克，水煎服。③外感发热、咽痛：薄荷3克，桑叶、菊花各9克，水煎服。④目赤、咽痛：薄荷、桔梗各6克，牛蒡子、板蓝根、菊花各10克，水煎服。⑤鼻出血：鲜薄荷汁滴入或以干薄荷水煮，棉球蘸湿塞鼻。⑥眼睛红肿：薄荷、夏枯草、鱼腥草、菊花各10克，黄连5克，水煎服。

解表药 → 发散风热药

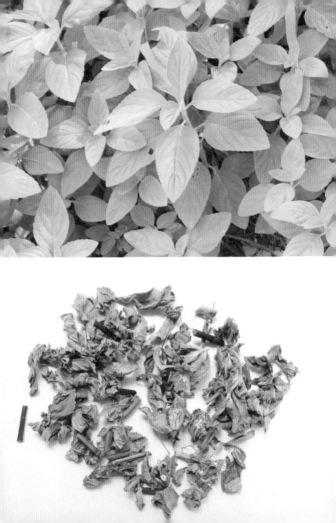

牛蒡子

别名 恶实、牛子、大力子、鼠黏子。

来源 本品为菊科植物牛蒡 (*Arctium lappa* L.) 的干燥成熟果实。

生境 生长于沟谷林边、荒山草地中；有栽培。主产于吉林、辽宁、黑龙江、浙江等地。

采收 秋季果实成熟时采收果序，晒干，打下果实，除去杂质，再晒干。

功用 辛、苦，寒。归肺、胃经。疏散风热，宣肺透疹，解毒利咽。用于风热感冒，咳嗽痰多，麻疹，风疹，咽喉肿痛，腮腺炎，丹毒，痈肿疮毒。

验方 ①咽喉肿痛：牛蒡子、板蓝根、桔梗、薄荷、甘草各适量，水煎服。②麻疹不透：牛蒡子、葛根各6克，蝉蜕、荆芥各3克，水煎服。

解表药 → 发散风热药

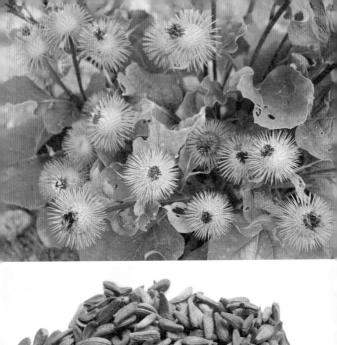

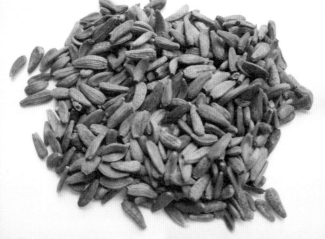

菊花

别名 菊华、真菊、金菊、节花、药菊、金蕊、甘菊。

来源 本品为菊科植物菊 (*Chrysanthemum morifolium* Ramat.) 的干燥头状花序。

生境 生长于平原、山地。主产于浙江、安徽、河南等地。

采收 9—11月花盛开时分批采收，阴干或焙干，或熏、蒸后晒干。药材按产地和加工方法不同，分为"亳菊""滁菊""贡菊""杭菊"。

功用 甘、苦，微寒。归肺、肝经。散风清热，平肝明目。用于风热感冒，头痛眩晕，目赤肿痛，眼目昏花。

验方 ①感冒发热、头昏、目赤、咽喉不利：菊花6克，薄荷9克，金银花、桑叶各10克，沸水浸泡，代茶饮。②发热、咽干唇燥、咳嗽：菊花10克，桑叶、枇杷叶各5克，研成粗末，用沸水冲泡代茶饮。③轻微腋臭：菊花、辛夷各9克，苞谷粉、冰片各60克，滑石粉30克，研细末，外用涂抹腋臭处。④头晕：菊花1000克，茯苓500克，共捣为细末，每次服用6克，每日3次，温酒调下。

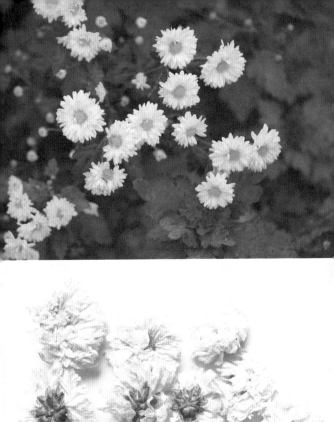
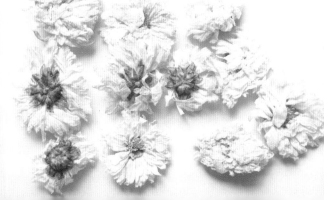

蔓荆子

别名 荆子、荆条子、蔓菁子、白布荆、万荆子。

来源 本品为马鞭草科植物单叶蔓荆 (*Vitex trifolia* L. var. *simplicifolia* Cham.) 或蔓荆 (*Vitex trifolia* L.) 的干燥成熟果实。

生境 生长于海边、河湖沙滩上。主产于山东、江西、浙江、福建等地。

采收 秋季果实成熟时采收，除去杂质，晒干。

功用 辛、苦，微寒。归膀胱、肝、胃经。疏散风热，清利头目。用于风热感冒头痛，齿龈肿痛，目赤多泪，目暗不明，头晕目眩。

验方 ①风寒侵目，肿痛出泪，涩胀畏光：蔓荆子15克，荆芥、白蒺藜各10克，柴胡、防风各5克，甘草2克，水煎服。②头屑多：蔓荆子、侧柏叶、川芎、桑白皮、细辛、墨旱莲各50克，菊花100克，水煎去渣滓后洗发。③急性虹膜炎：蔓荆子、决明子、菊花各10克，木贼6克，水煎2次，混合后分上、下午服，每日1剂。④急、慢性鼻炎：蔓荆子15克，葱须20克，薄荷6克，加水煎，取汁，代茶饮用，每日1剂。

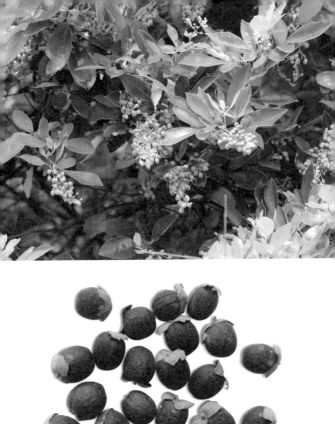
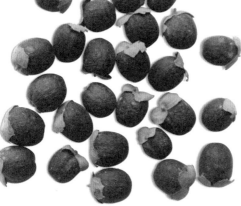

柴胡

别名 山菜、地薰、茈胡、菇草、柴草。

来源 本品为伞形科植物柴胡 (*Bupleurum chinense* DC.) 或狭叶柴胡 (*Bupleurum scorzonerifolium* Willd.) 的干燥根。

生境 生长于较干燥的山坡、林中空隙地、草丛、路边、沟边。主产于河北、河南、辽宁、湖北、陕西等地。

采收 春、秋两季采挖，除去茎叶及泥沙，干燥。

功用 辛、苦，微寒。归肝、胆、肺经。疏散退热，疏肝解郁，升举阳气。用于感冒发热，寒热往来，胸胁胀痛，月经不调，子宫脱垂，脱肛。

验方 ①黄疸：柴胡6克，甘草3克，白茅根15克，水煎服。②黄疸型肝炎：柴胡10克，茵陈15克，栀子8克，水煎服。③流行性感冒：柴胡12克，黄芩、半夏各10克，太子参、炙甘草各5克，生姜6克，大枣（去核）3个，板蓝根15克，水煎服，每日1剂。④感冒发热：柴胡、葛根各10克，黄芩8克，石膏15克，水煎服。⑤疟疾寒热往来：柴胡10克，黄芩8克，青蒿15克，水煎服。

解表药 → 发散风热药

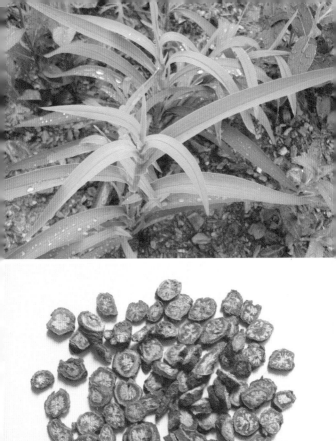
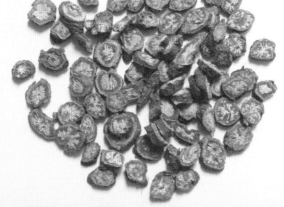

升麻

别名 周麻、绿升麻、周升麻、鬼脸升麻、鸡骨升麻。

来源 本品为毛茛科植物大三叶升麻 (*Cimicifuga heracleifolia* Kom.)、兴安升麻 [*Cimicifuga dahurica* (Turcz.) Maxim.] 或升麻 (*Cimicifuga foetida* L.) 的干燥根茎。

生境 生长在山坡、沙地。主产于黑龙江、吉林、辽宁等地。

采收 秋季采挖，除去泥沙，晒至须根干时，燎去或除去须根，晒干。

功用 辛、微甘，微寒。归肺、脾、胃、大肠经。发表透疹，清热解毒，升举阳气。用于风热头痛，齿痛，口疮，咽喉肿痛，麻疹不透，阳毒发斑，脱肛，子宫脱垂。

验方 ①子宫脱垂：升麻、柴胡各10克，黄芪60克，党参12克，山药30克，水煎服，连服1~3个月。②气虚乏力，中气下陷：升麻、人参、柴胡、橘皮、当归、白术各6克，黄芪18克，炙甘草9克，水煎服。③风热头痛，眩晕：升麻、薄荷各6克，白术10克，水煎服。④口疮：升麻6克，黄柏、大青叶各10克，水煎服。⑤牙周炎：升麻10克，黄连、知母各6克，水煎服。

解表药 → 发散风热药

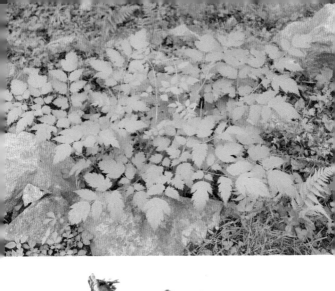

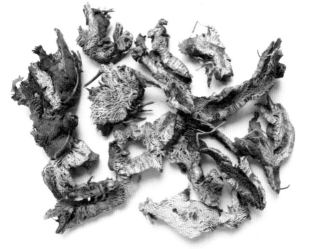

葛根

别名 干葛、粉葛、甘葛、葛麻茹、黄葛根、葛子根。

来源 本品为豆科植物野葛 [*Pueraria lobata* (Willd.) Ohwi] 的干燥根。

生境 生长于山坡、平原。主产于湖南、浙江、河南、广西、广东、四川、重庆等地。

采收 秋、冬两季采挖，趁鲜切成厚片或小块，干燥。

功用 甘、辛，凉。归脾、胃、肺经。解肌退热，生津止渴，透疹，升阳止泻。用于外感发热头痛，项背强痛，口渴，消渴，麻疹不透，热痢，泄泻，眩晕头痛，中风偏瘫。

验方 ①津伤口渴：葛根粉或葛根适量，煮汤食用，或葛根煮猪排或鸭肉。②酒醉不醒：葛根汁适量，饮之，以酒醒为度。③妊娠热病心烦：葛根汁2升，分作3服。④热痢、泄泻：葛根、马齿苋各15克，黄连6克，黄芩10克，水煎服。⑤脑动脉硬化、缺血性中风、脑出血后遗症：葛根20克，川芎、三七各6克，山楂10克，红花9克，水煎服。⑥麻疹透发不畅：葛根、升麻、芍药各6克，甘草3克，水煎服。

解表药 → 发散风热药

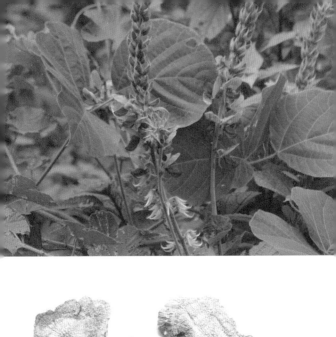

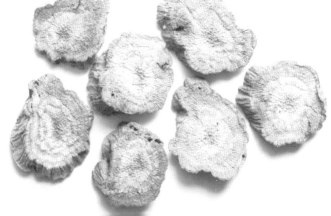

淡豆豉

别名 豆豉、香豉、淡豉、大豆豉。

来源 本品为豆科植物大豆 [*Glycine max* (L.) Merr.] 的干燥成熟种子的发酵加工品。

生境 生长于肥沃的田野。全国各地广泛栽培。

采收 取桑叶、青蒿各70~100克，加水煎煮，过滤，煎汁拌入1000克净大豆中，待吸尽后，蒸透，取出，稍晾，再置于容器内，用煎过的桑叶、青蒿渣覆盖，闷使之发酵至黄衣上遍时取出，除去药渣，洗净，置容器内再闷15~20日，充分发酵，至香气逸出时取出，略蒸，干燥，即得。

功用 苦、辛，凉。归肺、胃经。解表，除烦，宣发郁热。用于感冒，寒热头痛，烦躁胸闷，虚烦不眠。

验方 ①风寒感冒：淡豆豉10克，葱白5克，生姜3片，水煎服，每日1剂。②感冒初期头痛：淡豆豉20克，生姜6~7片，煮汤1碗，趁热饮之，饮后覆被小睡。

解表药 → 发散风热药

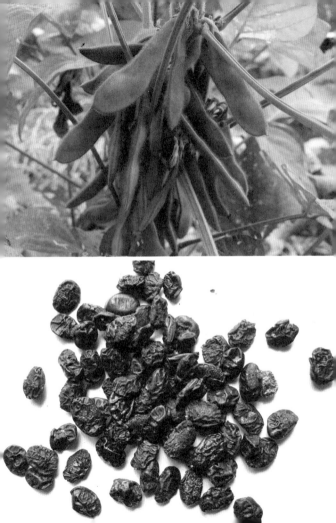

木贼

别名 擦草、锉草、无心草、节骨草、木贼草、节节草。

来源 本品为木贼科植物木贼 (*Equisetum hyemale* L.) 的干燥地上部分。

生境 生长于河岸湿地、坡林下阴湿处、溪边等阴湿的环境。主产于陕西、吉林、辽宁、湖北、黑龙江等地。以陕西产量大，辽宁品质好。均为野生。

采收 夏、秋两季采割，除去杂质，晒干或阴干。

功用 甘、苦，平。归肺、肝经。疏散风热，明目退翳。用于风热目赤，迎风流泪，目生云翳。

验方 ①肠风下血：木贼（去节，炒）30克，木馒头（炒）、枳壳（制）、槐角（炒）、茯苓、荆芥各15克，共研为末，每次6克，浓煎枣汤调下。②翳膜遮睛：木贼6克，蝉蜕、谷精草、黄芩、苍术各9克，蛇蜕、甘草各3克，水煎服。③目昏多泪：木贼、苍术各等份，共为末，温开水调服，每次6克，或为蜜丸服。④胎动不安：木贼（去节）、川芎各等份，共研为末，每次9克，水1盏，入金银花3克煎服。⑤风热目赤、急性黄疸型肝炎：木贼30克，板蓝根、茵陈各15克，水煎服。

解表药 ➔ 发散风热药

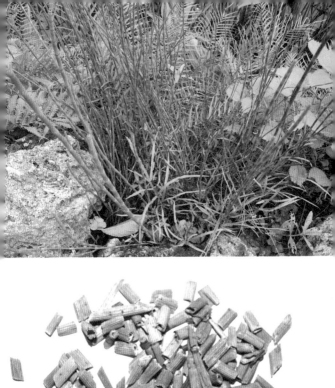
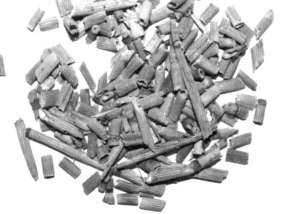

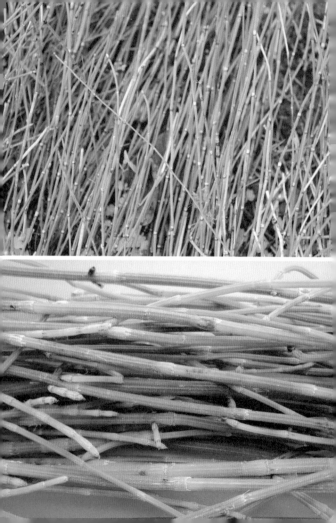

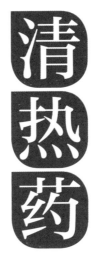

清热药

清热泻火药　清热燥湿　清热解毒　清热凉血　清虚热

石膏

SHI GAO

别名 细石、冰石、软水石、细理石。

来源 本品为硫酸盐类矿物硬石膏族石膏，主要成分为含水硫酸钙（$CaSO_4 \cdot 2H_2O$）。

生境 主产于湖北、安徽、河南、山东、四川、重庆、湖南、广西、广东、云南、新疆等地。

采收 采挖后，除去泥沙及杂石。

功用 甘、辛，大寒。归肺、胃经。清热泻火，除烦止渴。用于外感热病，高热烦渴，肺热喘咳，胃火亢盛，头痛，牙痛。

验方 ①胃火头痛、牙痛、口疮：生石膏15克，升麻12克，水煎服。②热盛喘嗽：石膏100克，炙甘草25克，为末，每次15克，生姜、蜜调下。③痰热而喘：石膏、寒水石等量，研为细末，煎人参汤，调下3克，饭后服。④乳腺炎、腮腺炎、淋巴管炎：生石膏30克，新鲜败酱草叶适量，共捣烂，加鸡蛋清调敷患处，每日2次。⑤风湿热（风湿病急性活动期）：生石膏30克，生地黄9～15克，赤芍15克，羌活、黄柏、知母、防己、防风各9克，水煎服。

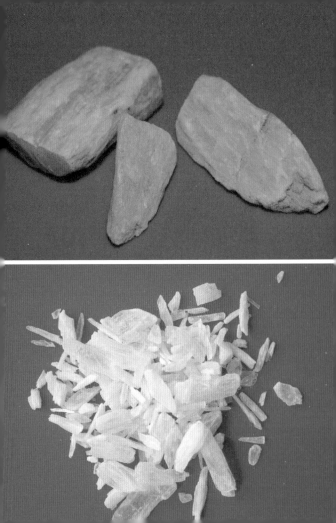

知母

别名 地参、水须、淮知母、穿地龙。

来源 本品为百合科植物知母 (*Anemarrhena asphodeloides* Bge.) 的干燥根茎。

生境 生长于山地、干燥丘陵或草原地带。主产于山西、河北、内蒙古等地。

采收 春、秋两季采挖，除去须根及泥沙，晒干，习称"毛知母"，或除去外皮，晒干。

功用 苦、甘、寒。归肺、胃、肾经。清热泻火，滋阴润燥。用于外感热病，高热烦渴，肺热燥咳，骨蒸潮热，内热消渴，肠燥便秘。

验方 ①咳嗽（肺热痰黄黏稠）：知母12克，黄芩9克，鱼腥草、瓜蒌各15克，水煎服。②骨蒸潮热、五心烦热：知母、熟地黄各12克，鳖甲、银柴胡各10克，水煎服。③烦渴不止：知母18克，生山药30克，生黄芪15克，生鸡内金6克，葛根5克，五味子、天花粉各9克，水煎服，每日1剂。④前列腺肥大：知母、黄柏、牛膝各20克，丹参30克，大黄15克，益母草50克，水煎服，每日1剂。

清热药 → 清热泻火药

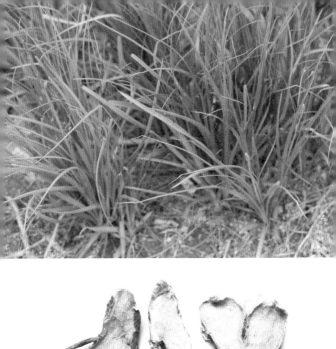
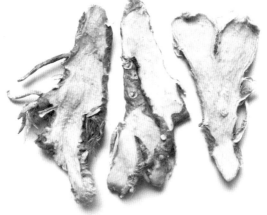

芦根

别名 苇根、芦头、苇子根、甜梗子、芦茅根、芦柴头。

来源 本品为禾本科植物芦苇 (*Phragmites communis* Trin.) 的新鲜或干燥根茎。

生境 多为野生，生长于池沼地、河溪地、湖边及河流两岸沙地及湿地等处。全国大部分地区均产。

采收 全年均可采挖，除去芽、须根及膜状叶，鲜用或晒干。

功用 甘，寒。归肺、胃经。清热泻火，生津止渴，除烦，止呕，利尿。用于热病烦渴，胃热呕哕，肺热咳嗽，肺痈吐脓，热淋涩痛。

验方 ①肺热咳嗽、痰多黄稠：芦根、瓜蒌各12克，半夏、黄芩各10克，甘草6克，水煎服。②麻疹不透：芦根、柽柳各30克，水煎服。③胃热呕吐：芦根15克，竹茹、葛根各10克，生姜、甘草各3克，水煎服。④胃热呃逆、呕吐：芦根汁、姜汁各适量，口服。⑤肺脓肿，咳嗽胸痛，吐腥臭脓痰：芦根30克，薏苡仁20克，桃仁6克，冬瓜子9克，水煎服。

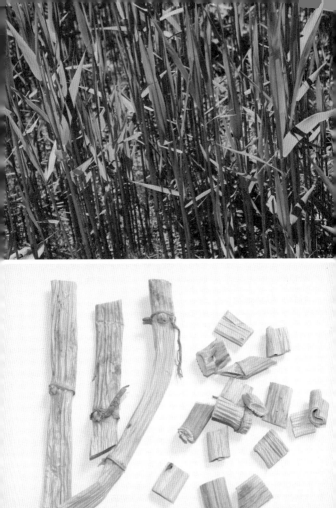

天花粉

别名 蒌根、白药、蒌粉、栝楼根、栝蒌粉、天瓜粉。

来源 本品为葫芦科植物双边栝楼 (*Trichosanthes rosthornii* Harms) 或栝楼 (*Trichosanthes kirilowii* Maxim.) 的干燥根。

生境 生长于向阳山坡、石缝、山脚、田野草丛中。主产于河南、山东、江苏、安徽等地。

采收 秋、冬两季采挖，洗净，除去外皮，切段或纵剖成瓣，干燥。

功用 甘、微苦，微寒。归肺、胃经。清热泻火，生津止渴，消肿排脓。用于热病烦渴，肺热燥咳，内热消渴，疮疡肿毒。

验方 ①肺燥咳嗽、口渴：天花粉、天冬、麦冬、生地黄、白芍、秦艽各等份，水煎服。②胃及十二指肠溃疡：天花粉10克，贝母6克，鸡蛋壳5个，共研粉，每次6克，每日3次。

　　　　清热药 → 清热泻火药

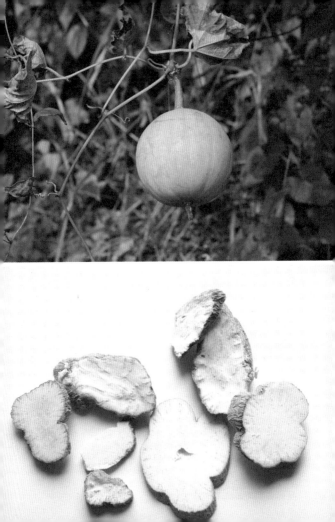

淡竹叶

别名 长竹叶、山鸡米、竹叶麦冬。

来源 本品为禾本科植物淡竹叶 (*Lophatherum gracile* Brongn.) 的干燥茎叶。

生境 生长于林下或沟边阴湿处。主产于浙江、安徽、湖南、四川、重庆、湖北、广东、江西等地。

采收 夏季未抽花穗前采割，晒干。

功用 甘、淡，寒。归心、胃、小肠经。清热泻火，除烦止渴，利尿通淋。用于热病烦渴，小便短赤涩痛，口舌生疮。

验方 ①发热心烦口渴：淡竹叶10～15克，水煎服。②肺炎高热咳嗽：淡竹叶30克，麦冬15克，水煎，冲蜜服，每日2～3次。③尿血（热性疾病引起的）：淡竹叶12克，鲜白茅根30克，仙鹤草15克，水煎服。④风热牙痛、牙龈溃烂：淡竹叶50克，生姜5克，食盐2克，生石膏30克，水煎，药汁频频含咽。⑤脂溢性皮炎：淡竹叶、茵陈、白花蛇舌草各20克，水煎取汁，洗头或涂抹患处，每日1～2次，每日1剂。

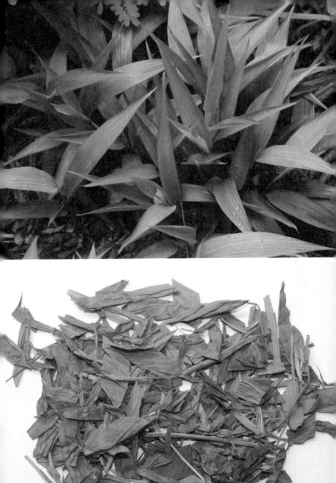

鸭跖草

别名 鸡舌草、竹叶草、鸭脚草、竹节草。

来源 本品为鸭跖草科植物鸭跖草 (*Commelina communis* L.) 的干燥地上部分。

生境 生长于田野间。全国大部分地区有分布。

采收 夏、秋两季采收，晒干。

功用 甘、淡，寒。归肺、胃、小肠经。清热泻火，解毒，利水消肿。用于感冒发热，热病烦渴，咽喉肿痛，水肿尿少，热淋涩痛，痈肿疔毒。

验方 ①小便不通：鸭跖草、车前草各50克，同捣汁，入蜜少许，空腹服。②感冒：鸭跖草60克，水煎，温服，每日2~3次。③水肿：鸭跖草80克，白茅根30克，鸭肉100克，水煎，喝汤吃鸭肉，每日1次。④急性病毒性肝炎：鸭跖草6克，海金沙根30克，荸荠5个，甘蔗1段，水煎服，每日2次。⑤外伤出血：鲜鸭跖草捣烂，外敷患处。

清热药 → 清热泻火药

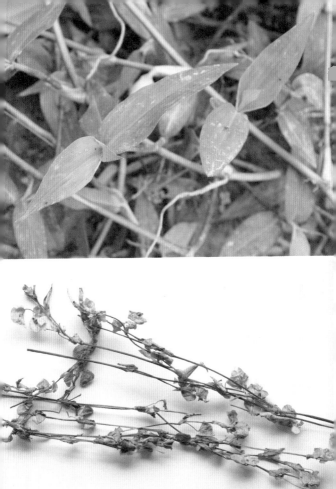

栀子

别名 木丹、枝子、黄栀子、山栀子。

来源 本品为茜草科植物栀子 (*Gardenia jasminoides* Ellis) 的干燥成熟果实。

生境 生长于山坡、路旁，南方各地有野生。全国大部分地区有栽培。

采收 9~11月果实成熟呈红黄色时采收，除去果梗及杂质，蒸至上汽或置于沸水中略烫，取出，干燥。

功用 苦，寒。归心、肺、三焦经。泻火除烦，清热利湿，凉血解毒。用于热病心烦，湿热黄疸，淋证涩痛，血热吐衄，目赤肿痛，火毒疮疡；外治扭挫伤痛。

验方 ①尿血尿痛(热性疾病引起的)：生栀子末、滑石各等份，葱汤下。②热毒下血：栀子30枚，水3升，煎取1升，去渣服。③软组织挫伤：栀子粉适量，用食醋或凉茶调成糊状，外涂患处，干后即换。

　　清热药 → 清热泻火药

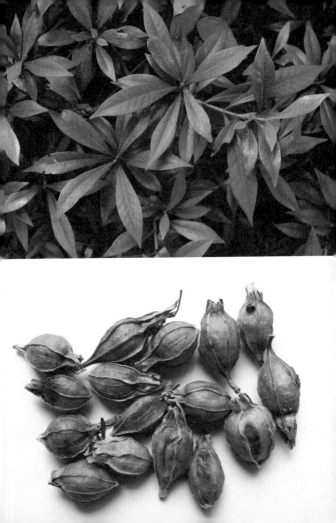

夏枯草

别名 铁色草、春夏草、棒槌草、羊肠菜、夏枯头、白花草。

来源 本品为唇形科植物夏枯草（*Prunella vulgaris* L.）的干燥果穗。

生境 生长于荒地或路旁草丛中。分布于全国各地。

采收 夏季果穗呈棕红色时采收，除去杂质，晒干。

功用 辛、苦，寒。归肝、胆经。清肝泻火，明目，散结消肿。用于目赤肿痛，头痛眩晕，瘰疬，乳腺炎肿痛，甲状腺肿大，淋巴结结核，乳腺增生，高血压。

验方 ①肝虚目痛：夏枯草25克，香附50克，共研为末，每次5克，茶汤调下。②跌打损伤、刀伤：夏枯草适量，捣烂后敷在伤处。③巩膜炎：夏枯草、野菊花各30克，水煎，分2～3次服用。④急性乳腺炎：夏枯草、败酱草各30克，赤芍18克，水煎服，每日2次。⑤急、慢性结膜炎：夏枯草、菊花各18克，栀子15克，蝉蜕9克，甘草6克，水煎服，每日2次。⑥头晕目眩：夏枯草（鲜）100克，冰糖25克，开水冲炖，饭后服。

清热药 → 清热泻火药

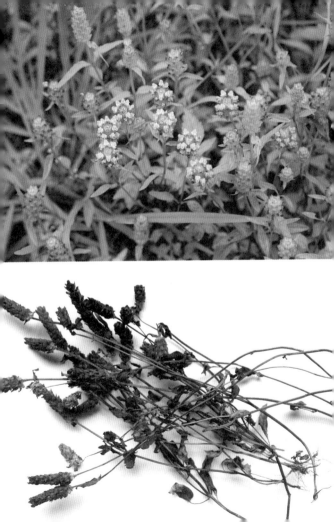

决明子

别名　决明、羊明、草决明、还瞳子、羊角豆、假绿豆。

来源　本品为豆科植物钝叶决明 (*Cassia obtusifolia* L.) 或小决明 (*Cassia tora* L.) 的干燥成熟种子。

生境　生长于村边、路旁和旷野等处。主产于安徽、江苏、浙江、广东、广西、四川等地。

采收　秋季采收成熟果实，晒干，打下种子，除去杂质。

功用　甘、苦、咸，微寒。归肝、大肠经。清热明目，润肠通便。用于目赤涩痛，畏光多泪，头痛眩晕，目暗不明，大便秘结。

验方　①急性结膜炎：决明子、菊花、蝉蜕、青葙子各15克，水煎服。②夜盲症：决明子、枸杞子各9克，猪肝适量，水煎，食猪肝服汤。③高血压：决明子适量，炒黄捣成粗粉，加糖泡开水服，每次3克，每日3次。或决明子15克，夏枯草9克，水煎服，连服30日。

066 | 067　百草良方速认速查小红书　**清热药 → 清热泻火药**

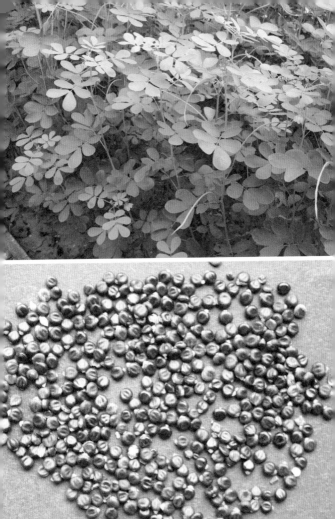

谷精草

别名　天星草、文星草、戴星草、流星草、移星草、谷精子。

来源　本品为谷精草科植物谷精草 (*Eriocaulon buergerianum* Koern.) 的干燥带花茎的头状花序。

生境　生长于溪沟、田边阴湿地带。主产于江苏、浙江、湖北等地。

采收　秋季采收，将花序连同花茎拔出，晒干。

功用　辛、甘、平。归肝、肺经。疏散风热，明目退翳。用于风热目赤，肿痛畏光，眼生翳膜，风热头痛。

验方　①偏正头痛：谷精草适量，研末，加白面糊调匀摊纸上贴痛处，干了再换。②鼻血不止：谷精草为末，每次10克，熟面汤送下。③夜盲症：谷精草、苍术各15克，夜明砂9克，猪肝200克，同煮，空腹食猪肝喝汤。④中心性视网膜脉络膜炎：谷精草、党参（或土党参）、车前子、决明子、甘草各6克，白茅根9克，加水500毫升，煎成100～150毫升，每日1剂，分2次服用，10～15日为1个疗程。停药5～7日，可继续第2个疗程。

清热药 → 清热泻火药

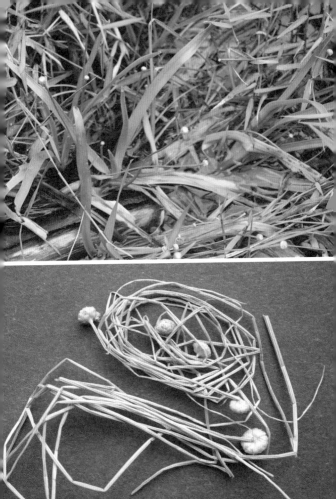

密蒙花

别名　蒙花、蒙花珠、糯米花、老蒙花、水锦花、鸡骨头花。

来源　本品为马钱科植物密蒙花（*Buddleja officinalis* Maxim.）的干燥花蕾及其花序。

生境　生长于山坡、河边、丘陵、村边的灌木丛或草丛中。主产于湖北、四川、陕西、河南、云南等地。

采收　春季花未开放时采收，除去杂质，干燥。

功用　甘，微寒。归肝经。清热泻火，养肝明目，退翳。用于目赤肿痛，多泪畏光，眼生翳膜，肝虚目暗，视物昏花。

验方　①**眼翳障**：密蒙花、黄柏根（洗锉）各50克，上二味捣为末，炼蜜为丸，如梧桐子大，每次10～15丸，睡前服。②**眼底出血**：密蒙花、菊花各10克，红花3克，开水冲泡，加冰糖适量，代茶饮。③**角膜薄翳**：密蒙花、石决明（先煎）各9克，菊花、木贼、蒺藜各8克，水煎服。

清热药 → 清热泻火药

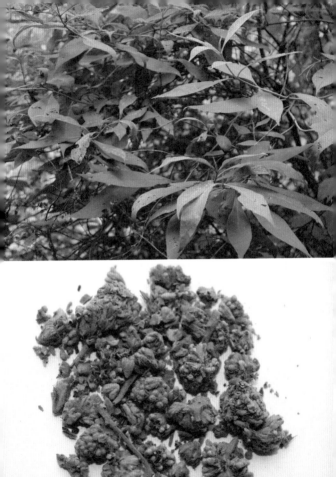

青葙子

别名 草决明、狗尾巴子、牛尾花子、野鸡冠花子。

来源 本品为苋科植物青葙 (Celosia argentea L.) 的干燥成熟种子。

生境 生长于平原或山坡。全国大部分地区均有栽培。

采收 秋季果实成熟时采割植株或摘取果穗，晒干，收集种子，除去杂质。

功用 苦，微寒。归肝经。清肝泻火，明目退翳。用于肝热目赤，目生翳膜，视物昏花，肝火眩晕。

验方 ①慢性葡萄膜炎：青葙子、白扁豆各15克，玄明粉（冲）4.5克，酸枣仁、茯苓各12克，密蒙花、决明子各9克，水煎服。②急性结膜炎：青葙子、黄芩、龙胆草各9克，菊花12克，生地黄15克，水煎服。③夜盲症：青葙子10克，乌枣30克，水煎服，饭前服用。④高血压：青葙子、夏枯草、菊花、决明子各9克，石决明12克，水煎服。⑤红眼病：青葙子、金银花、黄芩、菊花、牡丹皮各15克，生地黄20克，防风、薄荷各12克，夏枯草、赤芍各18克，红花10克，甘草3克，随症加减，每日1剂，不拘时服，当茶饮。

清热药 → 清热泻火药

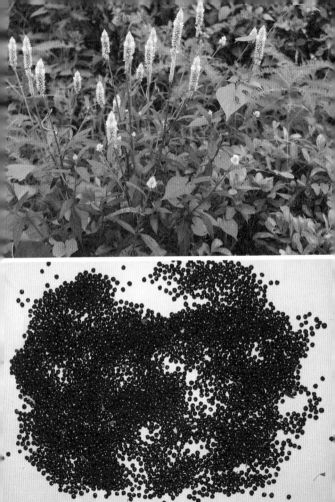

黄芩

HUANG QIN

别名 腐肠、子芩、宿肠、条芩、土金茶根、黄金茶根。

来源 本品为唇形科植物黄芩 (*Scutellaria baicalensis* Georgi) 的干燥根。

产地 生长于山顶、林缘、路旁、山坡等向阳较干燥的地方。主产于河北、山西、内蒙古等地。以河北承德所产质量最佳。

采收 春、秋两季采挖，除去须根及泥沙，晒后撞去粗皮，晒干。

功用 苦，寒。归肺、胆、脾、大肠、小肠经。清热燥湿，泻火解毒，止血，安胎。用于湿温、暑温，胸闷呕恶，湿热痞满，泻痢，黄疸，肺热咳嗽，高热烦渴，血热吐衄，痈肿疮毒，胎动不安。

验方 ①泄泻热痢：黄芩、白芍、葛根各10克，白头翁15克，水煎服。②偏正头痛：黄芩片适量，酒浸透，晒干为末，每次3克，茶、酒下。③慢性气管炎：黄芩、葶苈子各等份，共为细末，糖衣为片，每片含生地0.8克，每次5片，每日3次。④胎热胎动不安：黄芩10克，生地黄、竹茹各15克，水煎服。⑤尿路感染、血尿：黄芩24克，水煎，分3次服用。⑥孕妇有热，胎动不安：黄芩、白术、芍药、当归各9克，水煎服。

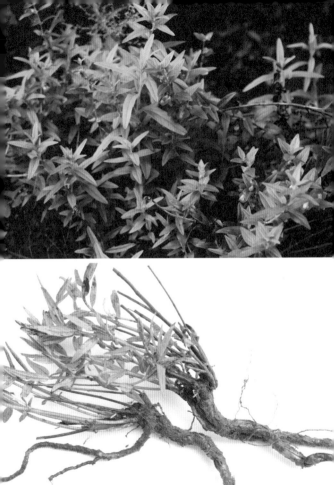

黄连

别名 味连、王连、雅连、支连、云连、川连。

来源 本品为毛茛科植物黄连 (*Coptis chinensis* Franch.) 、三角叶黄连 (*Coptis deltoidea* C. Y. Cheng et Hsiao) 或云连 (*Coptis teeta* Wall.) 的干燥根茎。

生境 生长于海拔1000～1900米的山谷、凉湿荫蔽密林中，也有栽培品。主产于四川、湖北、山西、甘肃等地。

采收 秋季采挖，除去须根及泥沙，干燥，撞去残留须根。

功用 苦，寒。归心、脾、胃、肝、胆、大肠经。清热燥湿，泻火解毒。用于湿热痞满，呕吐吞酸，泻痢，黄疸，高热神昏，心火亢盛，心烦不寐，血热吐衄，目赤，牙痛，消渴，痈肿疔疮；外治湿疹，湿疮，耳道流脓。

验方 ①**黄疸**：黄连5克，茵陈15克，栀子10克，水煎服。②**皮肤瘙痒**：黄连15克，置100毫升 50%的乙醇内，浸泡40小时后，取药液涂擦患处，每日3次。③**胃热呕吐**：黄连3克，紫苏叶9克，水煎服。④**胃溃疡**：黄连8克，连翘、鸡内金各10克，红豆蔻5克，水煎服，每日1剂，分3次服用。⑤**糖尿病**：黄连30克，天花粉135克，薏苡仁150克，茯苓125克，知母90克，麦冬60克。将各药装入猪肚内，蒸熟后将其焙干，研为细末，制丸如梧桐子大，开水送服，每次20丸，每日2次。⑥**小儿目赤**：黄连适量，研为细末，水调敷贴于两足心。

清热药 → 清热燥湿药

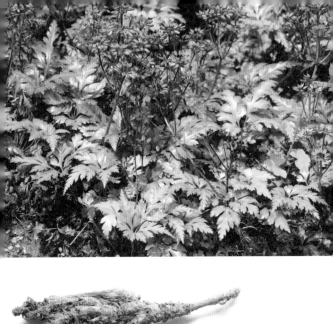

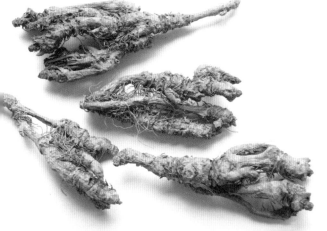

黄柏

别名 黄檗、元柏、檗木。

来源 本品为芸香科植物黄皮树 (*Phellodendron chinense* Schneid.) 的干燥树皮。

生境 生长于沟边、路旁，土壤比较肥沃的潮湿地。主产于四川、湖北、贵州、云南、江西、浙江等地。

采收 剥取树皮后，除去粗皮，晒干。

功用 苦，寒。归肾、膀胱经。清热燥湿，泻火除蒸，解毒疗疮。用于湿热泻痢，黄疸尿赤，带下阴痒，热淋涩痛，脚气痿躄，骨蒸劳热，盗汗，遗精，疮疡肿毒，湿疹瘙痒。盐黄柏滋阴降火。用于阴虚火旺，盗汗骨蒸。

验方 ①脓疱疮：黄柏、煅石膏各30克，枯矾12克，共研细粉，茶油调涂患处，每日1～2次。②糖尿病：黄柏500克，水1升，煮三五沸，渴即饮之。③新生儿脐炎：黄柏5克，煅石膏1克，枯矾1克，共研极细末，涂患处，每日2～3次。④下肢足膝肿痛：黄柏、苍术、牛膝各12克，水煎服。⑤烧烫伤：黄柏、白及、地榆各等份，焙干研粉，香油（麻油）调成稀糊状，外敷伤处。

清热药 → 清热燥湿药

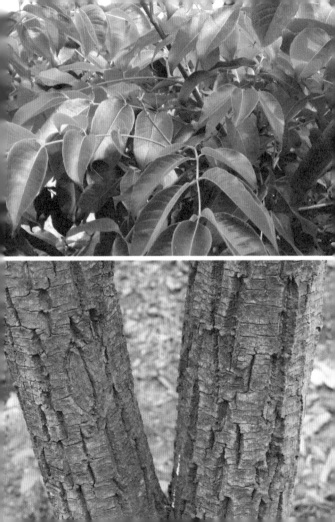

龙胆

别名　胆草、草龙胆、水龙胆、龙胆草、山龙胆、龙须草。

来源　本品为龙胆科植物龙胆 (*Gentiana scabra* Bge.)、条叶龙胆 (*Gentiana manshurica* Kitag.)、三花龙胆 (*Gentiana triflora* Pall.) 或坚龙胆 (*Gentiana rigescens* Franch.) 的干燥根及根茎。

生境　生长于山坡草地、河滩灌木丛中、路边以及林下草甸。主产于东北。

采收　春、秋两季采挖，洗净，干燥。

功用　苦，寒。归肝、胆经。清热燥湿，泻肝胆火。用于湿热黄疸，阴肿阴痒，带下，湿疹瘙痒，肝火目赤，耳鸣耳聋，胁痛口苦，强中，惊风抽搐。

验方　①皮肤刀伤肿痛：龙胆适量，加茶油，捣烂，贴患处。②带状疱疹：龙胆30克，丹参15克，川芎10克，水煎服。③腮腺炎：龙胆、鸭舌草各适量，加红糖共捣烂，贴患处。④滴虫性阴道炎：龙胆、苦参各15克，百部、枯矾、黄柏、川椒各10克，水煎，热熏。

　　清热药 → 清热燥湿药

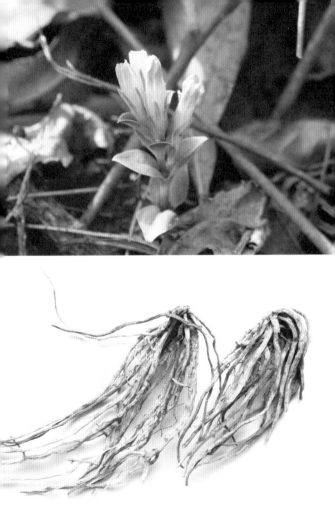

秦皮

别名 秦白皮、鸡糠树、青榔木、白荆树。

来源 本品为木犀科植物白蜡树 (*Fraxinus chinensis* Roxb.)、苦枥白蜡树 (*Fraxinus rhynchophylla* Hance)、尖叶白蜡树 (*Fraxinus szaboana* Lingelsh.) 或宿柱白蜡树 (*Fraxinus stylosa* Lingelsh.) 的干燥枝皮或干皮。

生境 生长于山沟、山坡及丛林中。主产于陕西、四川、宁夏、云南、贵州、河北等地。

采收 春、秋两季剥取，晒干。

功用 苦、涩、寒。归肝、胆、大肠经。清热燥湿，收涩止痢，止带，明目。用于热痢泄泻，赤白带下，目赤肿痛，目生翳膜。

验方 ①腹泻：秦皮15克，水煎加糖，分服。②睑腺炎，大便干燥：秦皮15克，大黄10克，水煎服。孕妇忌服。③小儿惊痫发热：秦皮、茯苓各5克，甘草2克，灯心草20根，水煎服。④阴道炎：秦皮12克，乌梅30克，加水煎煮，去渣取汁，临用时加白糖，每日2次，空腹食用。⑤痢疾：秦皮、委陵菜、黄柏各9克，水煎服。⑥慢性气管炎：秦皮制成浸膏片，每片含浸膏0.3克，每次2片，每日3次，10日为1个疗程。

清热药 → 清热燥湿药

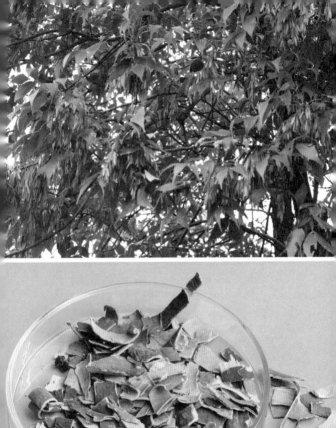

苦参

别名 苦骨、川参、地参、牛参、地骨、凤凰爪、山槐根。

来源 本品为豆科植物苦参 (*Sophora flavescens* Ait.) 的干燥根。

生境 生长于沙地或向阳山坡草丛中及溪沟边。分布于全国各地。

采收 春、秋两季采挖，除去根头及小支根，洗净，干燥，或趁鲜切片，干燥。

功用 苦，寒。归心、肝、胃、大肠、膀胱经。清热燥湿，杀虫，利尿。用于热痢，便血，黄疸尿闭，赤白带下，阴肿阴痒，湿疹，湿疮，皮肤瘙痒，疥癣麻风；外治滴虫性阴道炎。

验方 ①心悸：苦参20克，水煎服。②婴儿湿疹：先将苦参30克浓煎取汁，去渣，再将打散的1个鸡蛋及红糖30克同时加入，煮熟即可，饮汤，每日1次，连用6日。③阴道滴虫：苦参、黄柏、木槿皮各250克，枯矾21.5克，共研细粉，每50克药粉加凡士林100克，蛇床子油适量，调成软膏，每次用1~2克，纱布包扎塞阴道，每日2次，连用15日。

清热药 → 清热燥湿药

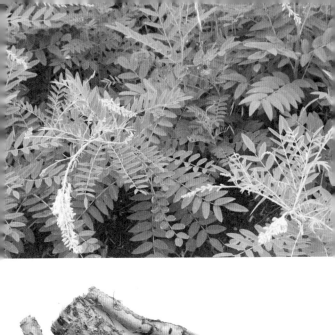

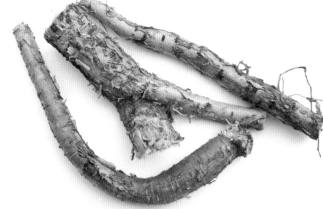

白鲜皮

别名 藓皮、臭根皮、北鲜皮、白膻皮。

来源 本品为芸香科植物白鲜 (*Dictamnus dasycarpus* Turcz.) 的干燥根皮。

生境 生长于土坡、灌木丛中、森林下及山坡阳坡。主产于辽宁、河北、山东、江苏等地。均为野生。

采收 春、秋两季采挖根部，除去泥沙及粗皮，剥取根皮，干燥。

功用 苦，寒。归脾、胃、膀胱经。清热燥湿，祛风解毒。用于湿热疮毒，黄水淋漓，湿疹，风疹，疥癣疮癞，风湿热痹，黄疸尿赤。

验方 ①慢性湿疹：白鲜皮、防风各9克，当归、薄荷、甘草各6克，沙苑子12克，水煎服。②疥癣、慢性湿疹：白鲜皮、地肤子、苦参、蛇床子各10克，水煎熏洗患处。③湿热黄疸：白鲜皮、茵陈各9克，水煎服。④脚癣、湿疹、疥癣：白鲜皮50克，鲜木槿皮150克，加95%乙醇1000毫升浸泡数日即得，每日外涂患处数次。

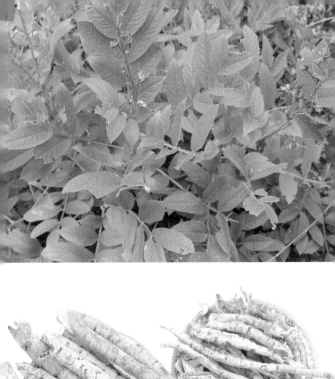
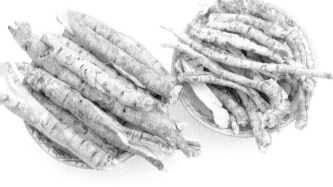

金银花

JIN YIN HUA

别名 银花、忍冬花、二宝花、金银藤。

来源 本品为忍冬科植物忍冬 (*Lonicera japonica* Thunb.) 的干燥花蕾或带初开的花。

生境 生长于路旁、山坡灌木丛或疏林中。全国大部分地区有分布。

采收 夏初花开放前采收，干燥。

功用 甘，寒。归肺、心、胃经。清热解毒，疏散风热。用于痈肿疔疮，喉痹，丹毒，热毒血痢，风热感冒，温病发热。

验方 ①咽喉炎：金银花15克，生甘草3克，煎水含漱。②感冒发热、头痛咽痛：金银花60克，山楂20克，煎水代茶饮。③痢疾：金银花15克，焙干研末，水调服。④胆囊炎胁痛：金银花50克，花茶叶20克，沏水当茶喝。⑤慢性咽喉炎：金银花、人参叶各15克，甘草3克，开水泡，代茶饮。⑥出血性麻疹：金银花、赤芍、紫草、牡丹皮、生地黄各9克，生甘草4.5克，水煎服。

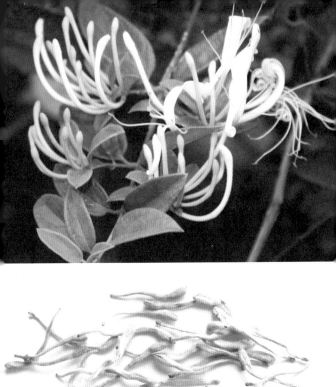
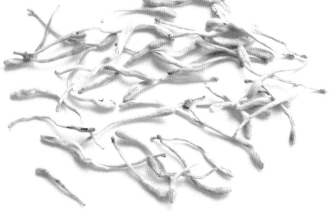

连翘

别名 空壳、空翘、落翘、黄花条、旱莲子。

来源 本品为木犀科植物连翘 [*Forsythia suspensa* (Thunb.) Vahl] 的干燥果实。

生境 生长于山野荒坡或栽培。主产于山西、河南、陕西等地。

采收 秋季果实初熟尚带绿色时采收，除去杂质，蒸熟，晒干，习称"青翘"；果实熟透时采收，晒干，除去杂质，习称"老翘"。

功用 苦，微寒。归肺、心、小肠经。清热解毒，消肿散结，疏散风热。用于痈疽，瘰疬，乳痈，丹毒，风热感冒，温病初起，温热入营，高热烦渴，神昏发斑，热淋涩痛。

验方 ①急、慢性阑尾炎：连翘15克，黄芩、栀子各12克，金银花18克，水煎服。②舌破生疮：连翘25克，黄柏15克，甘草10克，水煎含漱。③麻疹：连翘6克，牛蒡子5克，绿茶1克，研末，沸水冲泡。④风热感冒：连翘、金银花各10克，薄荷6克，水煎服。

　　清热药 → 清热解毒药

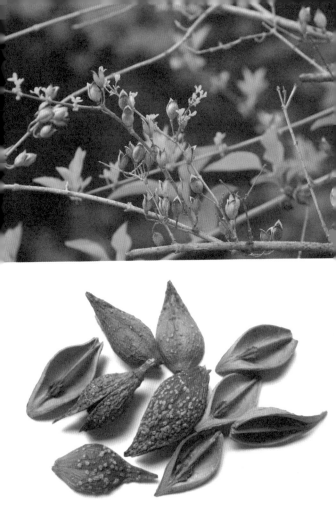

穿心莲

别名 一见喜、斩蛇剑、苦胆草、榄核莲、四方莲。

来源 本品为爵床科植物穿心莲 [*Androganphis paniculata* (Burm. f.) Nees] 的干燥地上部分。

生境 生长于湿热的丘陵、平原地区。主要栽培于广东、广西、福建等地。

采收 秋初茎叶茂盛时采割，晒干。

功用 苦，寒。归心、肺、大肠、膀胱经。清热解毒，凉血，消肿。用于感冒发热，咽喉肿痛，口舌生疮，顿咳劳嗽，泄泻痢疾，热淋涩痛，痈肿疮疡，毒蛇咬伤。

验方 ①多种炎症及感染：穿心莲9～15克，水煎服。②上呼吸道感染：穿心莲、车前草各15克，水煎浓缩至30毫升，稍加冰糖，分3次服用，每日1剂。③支气管肺炎：穿心莲、功劳木各15克，陈皮10克，水煎取汁100毫升，分早、晚各服1次，每日1剂。④阴囊湿疹：穿心莲干粉20克，纯甘油100毫升，调匀搽患处，每日3～4次。

清热药 → 清热解毒药

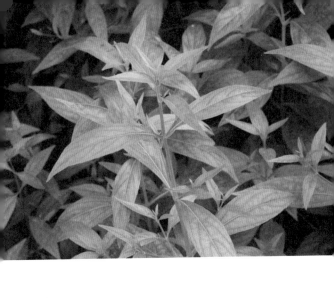

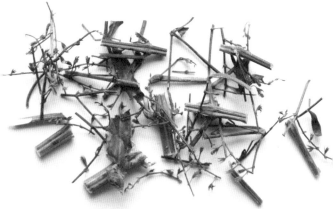

大青叶

别名 蓝菜、大青、蓝叶、菘蓝叶、靛青叶、板蓝根叶。

来源 本品为十字花科植物菘蓝 (*Isatis indigotica* Fort.) 的干燥叶。

生境 多为栽培。主产于河北、陕西、河南、江苏、安徽等地。

采收 夏、秋两季分2～3次采收，除去杂质，晒干，切碎，生用。

功用 苦，寒。归心、胃经。清热解毒，凉血消斑。用于温病高热，神昏，发斑发疹，腮腺炎，喉痹，丹毒，痈肿。

验方 ①预防流行性乙型脑炎、流行性脑脊髓膜炎：大青叶25克，黄豆50克，水煎服，每日1剂，连服7日。②感冒发热、腮腺炎：大青叶25～50克，海金沙根50克，水煎服，每日2剂。③热甚黄疸：大青叶100克，茵陈、秦艽各50克，天花粉40克，水煎服。④无黄疸型肝炎：大青叶100克，丹参50克，大枣10枚，水煎服。⑤防治暑疖、痱子：鲜大青叶50克，水煎代茶饮。

清热药 → 清热解毒药

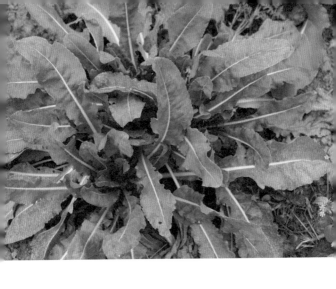

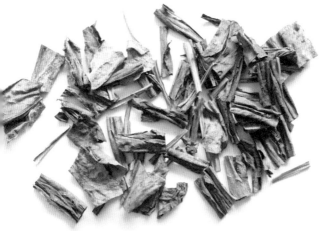

板蓝根

别名 靛青根、菘蓝根、蓝靛根、大蓝根、北板蓝根。

来源 本品为十字花科植物菘蓝 (*Isatis indigotica* Fort.) 的干燥根。

生境 多为栽培。主产于河北、陕西、河南、江苏、安徽等地。

采收 秋季采挖，除去泥沙，晒干。

功用 苦，寒。归心、胃经。清热解毒，凉血利咽。用于瘟疫时毒，发热咽痛，温毒发斑，腮腺炎，喉痹，烂喉丹痧，大头瘟疫，丹毒，痈肿。

验方 ①流行性感冒：板蓝根50克，羌活25克，煎汤，每日2次分服，连服2～3日。②肝炎：板蓝根50克，水煎服。③肝硬化：板蓝根50克，茵陈20克，郁金10克，薏苡仁15克，水煎服。④流行性乙型脑炎：板蓝根15克，煎服，每日1剂，连服5日。⑤偏头痛：板蓝根30克，生石膏15克，淡豆豉10克，水煎，分2次服用，每日1剂。⑥病毒性肺炎高热：板蓝根30克，鱼腥草20克，菊花25克，甘草10克，水煎服。

清热药 → 清热解毒药

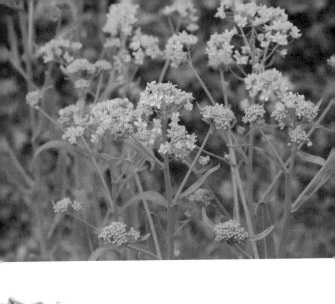

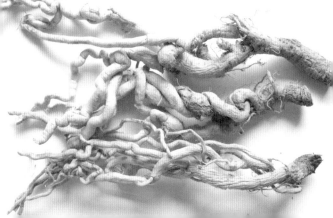

青黛

别名　花露、靛花、淀花、蓝靛、青缸花、青蛤粉。

来源　本品为爵床科植物马蓝 [*Baphicacanthus cusia* (Nees) Bremek.] 的叶或茎叶经加工制得的干燥粉末或团块。

生境　生长于路旁、山坡、草丛及林边潮湿处。主产于福建、广东、江苏、河北、云南等地。

采收　夏、秋两季当植物的叶生长茂盛时，割取茎叶，置大缸或木桶中。加入清水，浸泡2～3昼夜，至叶腐烂、茎脱皮时，捞去茎枝叶渣，每100千克茎叶加石灰8～10千克，充分搅拌，待浸液由乌绿色转变为紫红色时，捞取液面泡沫状物，晒干。

功用　咸，寒。归肝经。清热解毒，凉血消斑，泻火定惊。用于温毒发斑，血热吐衄，胸痛咯血，口疮，腮腺炎，喉痹，小儿惊痫。

验方　①湿疹溃烂：青黛、煅石膏各适量，外撒患处。②百日咳：青黛、蛤蜊粉各30克，川贝母、甘草各15克，共研为末，每次1.5克，每日3次，饭后服。③腮腺炎：青黛10克，芒硝30克，醋调，外敷患处。④湿疹、带状疱疹：青黛20克，蒲黄、滑石各30克，共研粉，患处渗液者，干粉外扑，无渗液者，麻油调搽。

清热药 → 清热解毒药

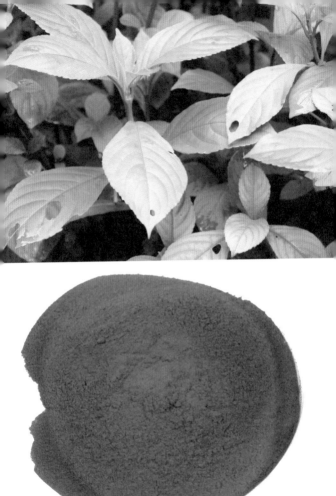

蒲公英

别名 蒲公草、黄花草、蒲公丁、婆婆丁、黄花地丁。

来源 本品为菊科植物蒲公英 (*Taraxacum mongolicum* Hand. -Mazz.)、碱地蒲公英 (*Taraxacum borealisinense* Kitam.) 或同属数种植物的干燥全草。

生境 生长于道旁、荒地、庭园等处。全国大部分地区均产，主产于山西、河北、山东及东北等地。

采收 春至秋季花初开时采挖，除去杂质，洗净，晒干。

功用 苦、甘，寒。归肝、胃经。清热解毒，消肿散结，利尿通淋。用于疔疮肿毒，乳痈，瘰疬，目赤，咽痛，肺痈，肠痈，湿热黄疸，热淋涩痛。

验方 ①感冒伤风：蒲公英30克，防风、荆芥各10克，大青叶15克，水煎服。②结膜炎：蒲公英15克，黄连3克，夏枯草12克，水煎服。③腮腺炎：蒲公英30～60克，水煎服或捣烂外敷。④小便淋沥涩痛：蒲公英、白茅根、金钱草各15克，水煎服。⑤尿路感染：蒲公英、白头翁各30克，车前子、滑石、小蓟、知母各15克，水煎服。

清热药 → 清热解毒药

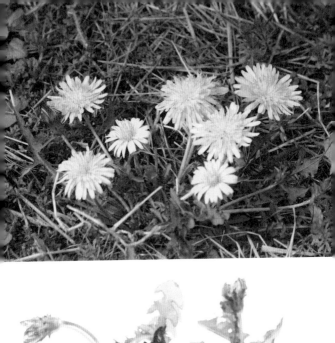
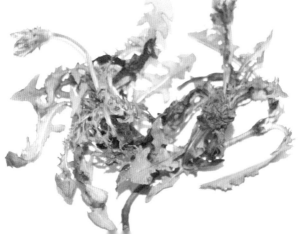

紫花地丁

别名 地丁、紫地丁、地丁草、堇堇草。

来源 本品为堇菜科植物紫花地丁 (*Viola yedoensis* Makino) 的干燥全草。

生境 生长于路旁、田埂和圃地中。主产于江苏、浙江及东北等地。

采收 春、秋两季采收，除去杂质，晒干。

功用 苦、辛，寒。归心、肝经。清热解毒，凉血消肿。用于疔疮肿毒，痈疽发背，丹毒，毒蛇咬伤。

验方 ①中耳炎：紫花地丁12克，蒲公英10克（鲜者加倍），将上药捣碎，置于热水瓶中，以沸水冲泡大半瓶，盖闷10多分钟后，1日内数次饮完。②前列腺炎：紫花地丁16克，车前草12克，海金沙10克，水煎服，每日1剂，分早、晚两次服用，6日为1个疗程。③疔肿疮毒：鲜紫花地丁100克，捣碎成泥，调米泔水过滤，将滤液分早、中、晚3次内服，药渣外敷患处。每日1剂，连服3～6日。

清热药 → 清热解毒药

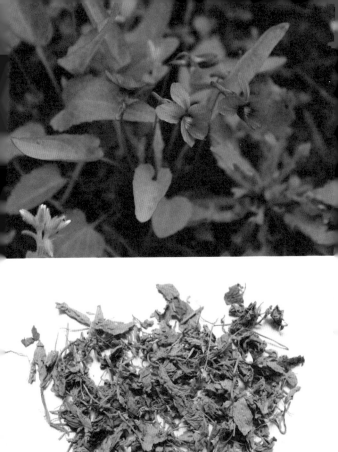
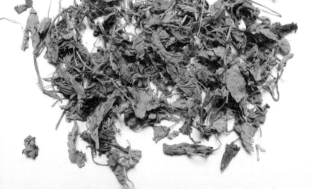

野菊花

YE JU HUA

别名 苦薏、黄菊花、山菊花、甘菊花、路边菊、千层菊。

来源 本品为菊科植物野菊 (*Chrysanthemum indicum* L.) 的干燥头状花序。

生境 生长于山坡、路旁、原野。全国大部分地区有分布。

采收 秋、冬两季花初开放时采摘，晒干，或蒸后晒干。

功用 苦、辛，微寒。归肝、心经。清热解毒，泻火平肝。用于疔疮痈肿，目赤肿痛，头痛眩晕。

验方 ①**疔疮**：野菊花和红糖适量，捣烂贴患处。如生于发际，加梅片、生地龙同敷。②**风热感冒**：野菊花、积雪草各15克，水煎服。③**头癣、湿疹、天疱疮**：野菊花、苦楝根皮、苦参根各适量，水煎外洗。④**毒蛇咬伤**：野菊花15～30克，水煎代茶饮。⑤**预防感冒**：野菊花（干品）6克，用沸水浸泡1小时，煎30分钟，待药液稍凉时内服。经常接触感冒人群者，一般每日服药1次，经常感冒者每周服1次。

清热药 → 清热解毒药

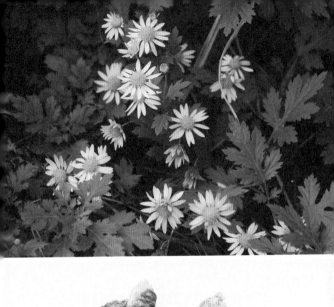

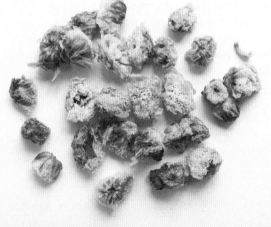

拳参

别名　石蚕、紫参、牡参、刀枪药、红三七、活血莲。

来源　本品为蓼科植物拳参 (*Polygonum bistorta* L.) 的干燥根茎。

产地　生长于草丛、阴湿山坡或林间草甸中。主产于华北、西北、山东、江苏、湖北等地。

采收　春初发芽时或秋季茎叶将枯萎时采挖，除去泥沙，晒干，去须根。

功用　苦、涩，微寒。归肺、肝、大肠经。清热解毒，消肿，止血。用于赤痢热泻，肺热咳嗽，痈肿瘰疬，口舌生疮，血热吐衄，痔疮出血，毒蛇咬伤。

验方　①细菌性痢疾、肠炎：拳参50克，水煎服，每日1～2次。②肺结核：拳参洗净，晒干，粉碎，加淀粉调匀，压成0.3克的片剂。成人每次4～6片，小儿酌减。③阴虚久咳、喘嗽：拳参、蜜百合各9克，沙参、炙甘草各6克，水煎服。④蛇咬伤：鲜拳参捣烂外敷，随干随换药。⑤细菌性痢疾：鲜拳参、鲜蒲公英各12克，鲜黄芩9克，水煎服，小儿酌减。

清热药 → 清热解毒药

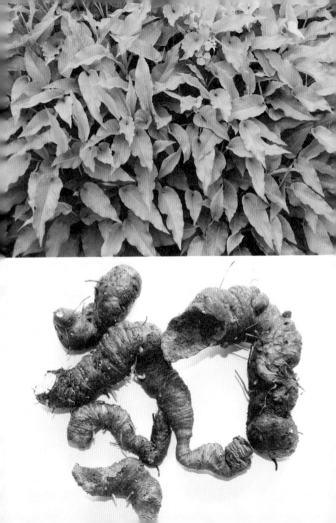

漏芦

别名 野兰、毛头、大头翁、鬼油麻、大花蓟、龙葱根。

来源 本品为菊科植物祁州漏芦 [*Rhaponticum uniflorum* (L.) DC.] 的干燥根。

生境 生长于向阳的草地、路边、山坡。主产于河北、辽宁、山西等地。

采收 春、秋两季采挖，除去须根及泥沙，晒干。

功用 苦，寒。归胃经。清热解毒，消痈，下乳，舒筋通脉。用于痈疽发背，瘰疬疮毒，乳汁不通，乳痈肿痛，湿痹拘挛。

验方 ①产后乳汁不下：漏芦15克，王不留行、炮甲珠各9克，路路通12克，通草6克，水煎服。②产后乳汁不下：漏芦12克，鸡蛋2个，水煎冲蛋服。③乳腺炎：漏芦、白芷、当归、青皮、柴胡各9克，金银花、蒲公英各30克，全瓜蒌15克，橘核12克，甘草6克，水煎服。④痈肿疮疡：漏芦、金银花、蒲公英各15克，连翘9克，黄柏12克，甘草6克，水煎服。

清热药 → 清热解毒药

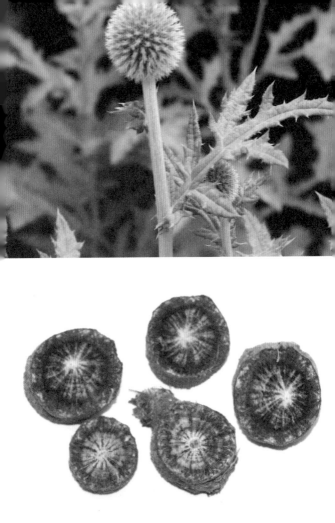

土茯苓

别名 过山龙、山地栗、地茯苓、土太片、冷饭团。

来源 本品为百合科植物光叶菝葜 (*Smilax glabra* Roxb.) 的干燥根茎。

生境 生长于林下或山坡。主产于广东、湖南、湖北、浙江、四川、重庆、安徽等地。

采收 夏、秋两季采挖，除去须根。洗净，干燥，或趁鲜切成薄片，干燥。

功用 甘、淡，平。归肝、胃经。除湿，解毒，通利关节。用于湿热淋浊，带下，痈肿，瘰疬，疥癣，梅毒及汞中毒所致的肢体拘挛，筋骨疼痛。

验方 ①疮疖：土茯苓30克，苍耳子、大黄、金银花、蒲公英各9克，水煎服。或土茯苓适量，研末，醋调敷。②阴痒：土茯苓、蛇床子、地肤子各30克，白矾、花椒各9克，煎水，早晚熏洗或坐浴。

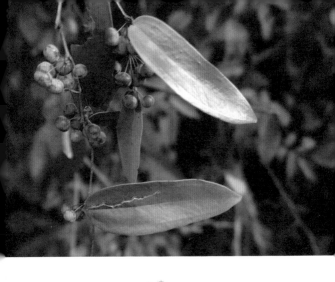

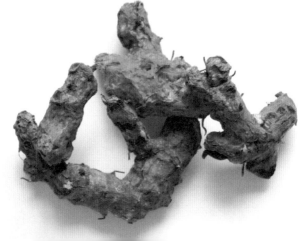

鱼腥草

别名 菹菜、紫蕺、蕺子、臭猪巢、九节莲、折耳根。

来源 本品为三白草科植物蕺菜 (*Houttuynia cordata* Thunb.) 的干燥地上部分或新鲜全草。

生境 生长于沟边、溪边及潮湿的疏林下。主产于陕西、甘肃及长江流域以南各地。

采收 鲜品全年均可采割；干品夏季茎叶茂盛花穗多时采割，除去杂质，晒干。

功用 辛，微寒。归肺经。清热解毒，消痈排脓，利尿通淋。用于肺痈吐脓，痰热喘咳，热痢，热淋，痈肿疮毒。

验方 ①肺热咳嗽、咳痰带血：鱼腥草18克（鲜品36克），甘草6克，车前草30克，水煎服。②黄疸发热：鱼腥草150～180克，水煎温服。③咳嗽痰黄：鱼腥草15克，桑白皮、浙贝母各8克，石韦10克，水煎服。④慢性膀胱炎：鱼腥草60克，猪瘦肉200克，加水同炖，每日1剂，连服1～2周。⑤肺炎、支气管炎：鱼腥草、半边莲各30克，甘草20克，水煎服。

　清热药 → 清热解毒药

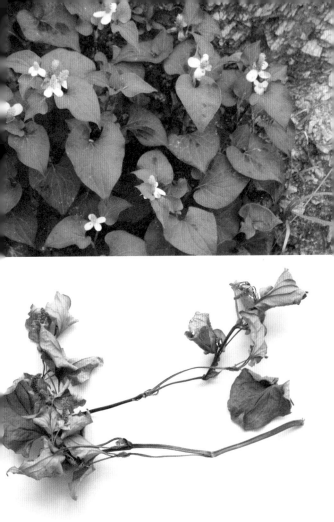

大血藤

别名　血通、红藤、红皮藤、红血藤、千年健、血木通。

来源　本品为木通科植物大血藤 [*Sargentodoxa cuneata* (Oliv.) Rehd. et Wils.] 的干燥藤茎。

生境　生长于溪边、山坡疏林等地；有栽培。主产于湖北、四川、江西、河南、江苏等地。

采收　秋、冬两季采收，除去侧枝，截段，干燥。

功用　苦，平。归大肠、肝经。清热解毒，活血，祛风止痛。用于肠痈腹痛，热毒疮疡，经闭，痛经，风湿痹痛，跌打肿痛。

验方　①风湿筋骨疼痛、经闭腰痛：大血藤30~50克，水煎服。②血崩（阴道大出血）：大血藤、仙鹤草、白茅根各25克，水煎服。③盆腔腹膜炎：大血藤30克，败酱草、金钱草各20克，金银花、连翘各15克，水煎服，每日1剂。④急性阑尾炎：大血藤60克，蒲公英30克，生大黄、厚朴各6克，每日1剂，分2次煎服。⑤闭经：大血藤鲜根100克，益母草50克，水煎服。

清热药 → 清热解毒药

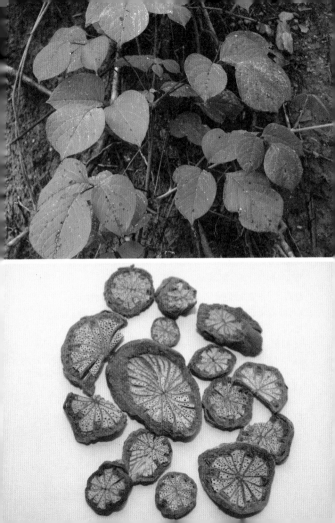

射干

别名　寸干、乌扇、鬼扇、乌蒲、山蒲扇、野萱花、金蝴蝶。

来源　本品为鸢尾科植物射干 [*Belamcanda chinensis* (L.) DC.] 的干燥根茎。

生境　生长于林下或山坡。主产于湖北、河南、江苏、安徽等地。

采收　春初刚发芽或秋末茎叶枯萎时采挖，除去须根及泥沙，干燥。

功用　苦，寒。归肺经。清热解毒，消痰，利咽。用于热毒痰火郁结，咽喉肿痛，痰涎壅盛，咳嗽气喘。

验方　①血瘀闭经：射干、莪术各9克，当归、川芎各10克，水煎服。②淋巴结核肿痛：射干9克，玄参、夏枯草各15克，水煎服。③慢性咽喉炎：射干、金银花、玉竹、麦冬、知母各10克，红糖适量，水煎服，10日为1个疗程。④风热郁结、咽喉红肿热痛：射干12克，水煎服。⑤跌打损伤：鲜射干60克，捣烂敷患处。⑥腮腺炎：射干鲜根3～5克，水煎，饭后服，每日2次。

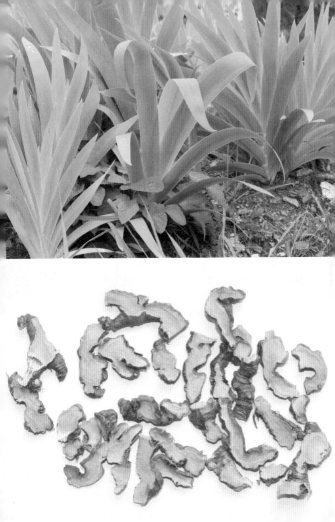

山豆根

别名　豆根、黄结、广豆根、南豆根、小黄连、山大豆根。

来源　本品为豆科植物越南槐 (*Sophora tonkinensis* Gagnep.) 的干燥根及根茎。

产地　生长于坡地、平原等地。主产于广西、广东、贵州、云南等地。

采收　秋季采挖，除去杂质，洗净，晒干。

功用　苦，寒；有毒。归肺、胃经。清热解毒，消肿利咽。用于火毒蕴结，咽喉肿痛，齿龈肿痛，口舌生疮。

验方　①急性咽喉炎、扁桃体炎：山豆根、板蓝根各10克，金银花、连翘各12克，桔梗6克，甘草5克，水煎服。②慢性咽炎：山豆根、板蓝根、玄参各30克，麦冬、生地黄、牛蒡子、黄芩各15克，桔梗、化橘红各12克，水煎服。③咽喉肿痛、口舌生疮、大便不通：山豆根12克，大黄、芒硝、升麻各6克，水煎服。

清热药 → 清热解毒药

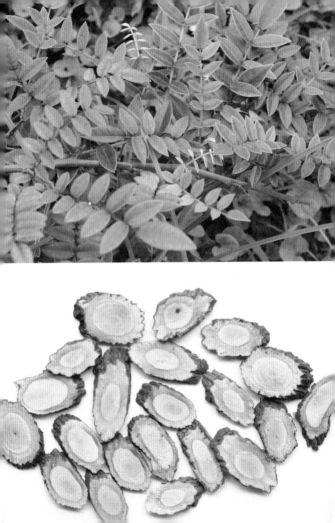

马勃

别名 灰包、马粪包、灰色菌。

来源 本品为灰包科真菌脱皮马勃 (*Lasiosphaera fenzlii* Reich.)、大马勃 [*Calvatia gigantea* (Batach ex Pers.) Lloyd] 或紫色马勃 [*Calvatia lilacina* (Mont. et Berk.) Lloyd] 的干燥子实体。

生境 生长于园中久腐处和湿地腐木上。主产于辽宁、甘肃、江苏、安徽等地。

采收 夏、秋两季子实体成熟时及时采收，除去泥沙，干燥。

功用 辛，平。归肺经。清肺利咽，止血。用于风热郁肺咽痛，咳嗽，喑哑，外治鼻衄，创伤出血。

验方 ①外伤出血、鼻血出血、拔牙后出血：马勃撕去皮膜，取内部海绵绒样物压迫出血部位。②痈疽疮疖：马勃孢子粉适量，以蜂蜜调和涂敷患处。③积热吐血：马勃研为末，加砂糖做成丸子，如弹子大，每次半丸，冷水化下。④失音：马勃、芒硝等份为末，加砂糖和成丸子，如芡子大，含服。⑤久咳：马勃研为末，加蜜做成丸子，如梧桐子大。每次20丸，白汤送下。⑥混合痔、肛瘘切除后出血：马勃海绵2～3片贴于创面。⑦直肠黏膜大量出血：马勃裹在凡士林纱布内纳入直肠黏膜出血处。

清热药 → 清热解毒药

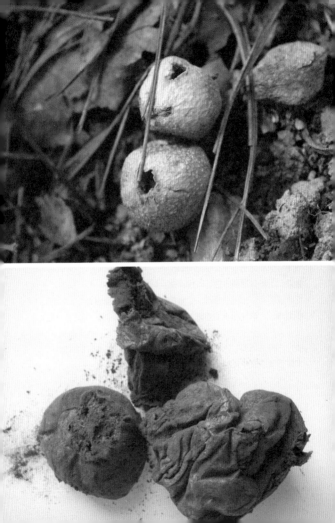

青果

别名　橄榄、甘榄、余甘子、干青果、青橄榄。

来源　本品为橄榄科植物橄榄 (*Canarium album* Raeusch.) 的干燥成熟果实。

生境　生长于低海拔的杂木林中；多为栽培。主产于广东、广西、福建、云南、四川等地。

采收　秋季果实成熟时采收，干燥。

功用　甘、酸，平。归肺、胃经。清热解毒，利咽，生津。用于咽喉肿痛，咳嗽痰黏，烦热口渴，鱼蟹中毒。

验方　①肺胃热毒壅盛、咽喉肿痛：鲜青果15克，鲜萝卜250克，切碎或切片，加水煎汤服。②癫痫：青果500克，郁金25克，加水煎取浓汁，放入白矾（研末）25克，混匀再煎，约得500毫升，每次20毫升，早、晚分服，温开水送下。③呕逆腹泻：青果适量，绞汁，煎浓汤服。④咽喉肿痛：青果适量，嚼含。⑤饮酒过度：青果适量，绞汁或熬膏服。

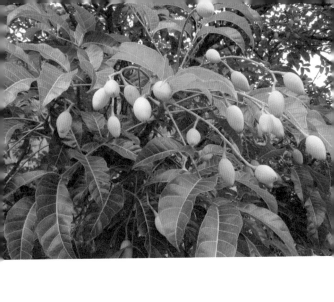

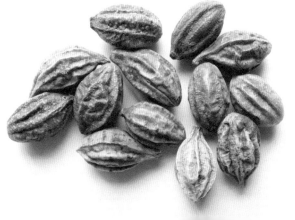

锦灯笼

别名 酸浆、酢浆、酸浆实、灯笼果、金灯笼、天灯笼。

来源 本品为茄科植物酸浆 [*Physalis alkekengi* L. var. *franchetii* (Mast.) Makino] 的干燥宿萼或带果实的宿萼。

生境 多为野生，生长于山野、林缘等地。全国大部地区均有生产，以东北、华北产量大、质量好。

采收 秋季果实成熟、宿萼呈红色或橙红色时采收，晒干。

功用 苦，寒。归肺经。清热解毒，利咽化痰，利尿通淋。用于咽痛音哑，痰热咳嗽，小便不利，热淋涩痛；外治天疱疮，湿疹。

验方 ①天疱疮：锦灯笼鲜果捣烂外敷，或干果研末调油外敷。②热咳咽痛：锦灯笼草研末，开水送服，同时以醋调药末敷喉外。③痔疮：锦灯笼叶贴疮上。

清热药 → 清热解毒药

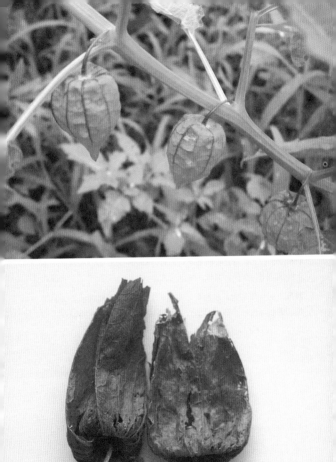

木蝴蝶

别名 玉蝴蝶、千层纸、云故纸、千张纸、白玉纸。

来源 本品为紫葳科植物木蝴蝶 [*Oroxylum indicum* (L.) Vent.] 的干燥成熟种子。

生境 生长于山坡、溪边、山谷及灌木丛中。主产于云南、广西、贵州等地。均为野生。

采收 秋、冬两季采收成熟果实，曝晒至果实开裂，取出种子，晒干。

功用 苦、甘，凉。归肺、肝、胃经。清肺利咽，疏肝和胃。用于肺热咳嗽，喉痹，音哑，肝胃气痛。

验方 ①久咳音哑：木蝴蝶、桔梗、甘草各6克，水煎服。②胁痛、胃脘疼痛：木蝴蝶2克，研粉，好酒调服。③慢性咽喉炎：木蝴蝶3克，金银花、菊花、沙参、麦冬各9克，煎水当茶饮。

清热药 → 清热解毒药

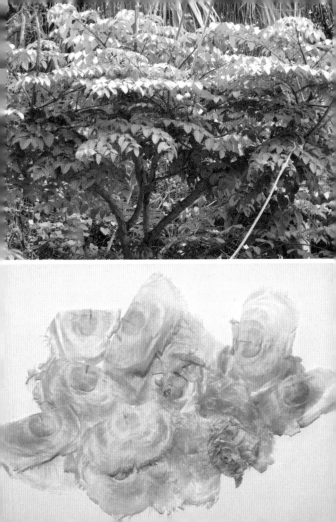

白头翁

别名 翁草、野丈人、犄角花、白头公、老翁花、胡王使者。

来源 本品为毛茛科植物白头翁 [*Pulsatilla chinensis* (Bge.) Regel] 的干燥根。

生境 生长于平原、低山山坡草地、林缘或干旱多岩石的坡地。主产于河南、陕西、甘肃、山东、江苏、安徽、湖北、四川等地。

采收 春、秋两季采挖，除去泥沙，干燥。

功用 苦，寒。归胃、大肠经。清热解毒，凉血止痢。用于热毒血痢，阴痒带下，阿米巴痢疾。

验方 ①气喘：白头翁10克，水煎服。②外痔：白头翁全草，以根捣红贴痔上。③心烦口渴、发热：白头翁9克，川黄连、川黄柏、秦皮各6克，水煎服。④细菌性痢疾：白头翁15克，马齿苋30克，鸡冠花10克，水煎服。⑤非特异性阴道炎：白头翁20克，青皮15克，海藻10克，水煎服，每日2次。

清热药 → 清热解毒药

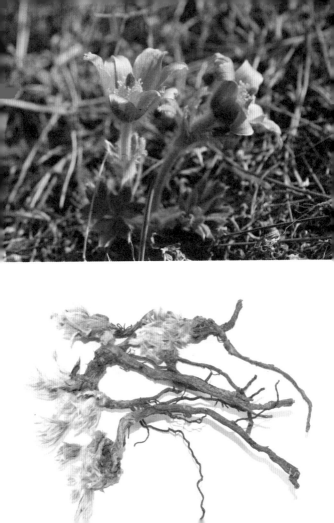

马齿苋

别名 酸苋、马齿草、长命菜、马齿菜、马齿龙芽。

来源 本品为马齿苋科植物马齿苋 (*Portulaca oleracea* L.) 的干燥地上部分。

生境 生长于荒地、田间、菜园及路旁。全国大部分地区均产。

采收 夏、秋两季采收。除去残根及杂质，洗净，略蒸或烫后晒干。

功用 酸，寒。归肝、大肠经。清热解毒，凉血止血，止痢。用于热毒血痢，痈肿疔疮，湿疹，丹毒，蛇虫咬伤，便血，痔血，崩漏下血。

验方 ①痢疾便血、湿热腹泻：马齿苋250克，粳米60克，粳米加水适量，煮成稀粥，马齿苋切碎后下，煮熟，空腹食用。②赤白带：鲜马齿苋适量，洗净捣烂绞汁约60克，生鸡蛋2个，去黄用蛋清，入马齿苋汁中搅拌，开水冲服，每日1次。③痈肿疮疡、丹毒红肿：马齿苋120克，水煎内服，并以鲜品适量捣糊外敷。

清热药 → 清热解毒药

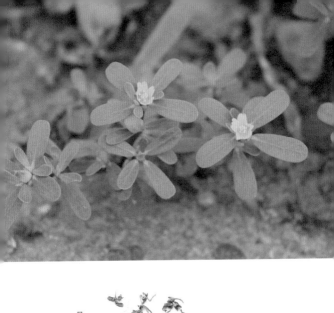

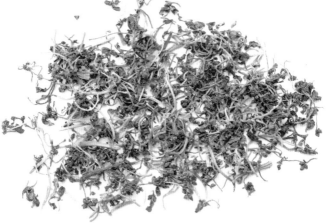

鸦胆子

别名 老鸦胆、雅旦子、苦榛子、鸭蛋子、小苦楝、苦参子。

来源 本品为苦木科植物鸦胆子 [*Brucea javanica* (L.) Merr.] 的干燥成熟果实。

生境 生长于灌木丛、草地及路旁向阳处。主产于广东、广西、福建、云南、贵州等地。

采收 秋季果实成熟时采收，除去杂质，晒干。

功用 苦，寒；有小毒。归大肠、肝经。清热解毒，截疟，止痢；外用腐蚀赘疣。用于痢疾，疟疾；外治赘疣，鸡眼。

验方 ①阿米巴痢疾：用龙眼肉包裹鸦胆子仁吞服（或装胶囊中），每次15～30粒，每日3次，服时切勿咬碎。②疣：鸦胆子适量，去皮，杵为末，以烧酒和涂患处。③阴道炎：鸦胆子仁40粒，打碎，加水煎成40毫升，一次性灌注阴道，每日1次。④疟疾：将鸦胆子仁分装胶囊或用龙眼肉包裹，每次10粒，每日3次吞服，第三日后用量减半，连服5日。

清热药 → 清热解毒药

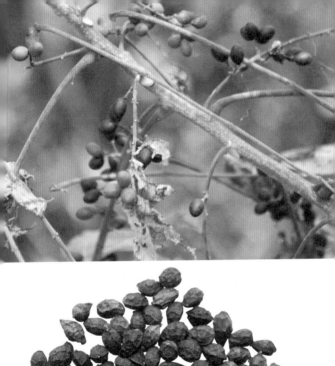
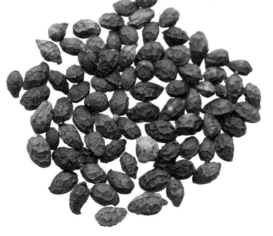

半边莲

别名 腹水草、蛇利草、半边菊、细米草。

来源 本品为桔梗科植物半边莲 (*Lobelia chinensis* Lour.) 的干燥全草。

生境 生长于阳光或局部阴凉环境和肥沃、潮湿、多有机质、排水良好的土壤里。主产于安徽、江苏及浙江等地。

采收 夏季采收，除去泥沙，洗净，晒干。

功用 辛，平。归心、小肠、肺经。利尿消肿，清热解毒。用于面足浮肿，痈肿疔疮，蛇虫咬伤，湿热黄疸，湿疹湿疮，晚期血吸虫病腹水。

验方 ①多发性疖肿、急性蜂窝织炎：半边莲30克，紫花地丁15克，野菊花9克，金银花6克，水煎服，并用鲜半边莲适量，捣烂敷患处。②蛇咬伤：鲜半边莲30～120克，水煎服，同时用鲜品捣烂敷伤口周围及肿痛处。③黄疸、水肿、小便不利：半边莲、白茅根各30克，水煎，加适量白糖后服用。④肝硬化及血吸虫病腹水：半边莲30～45克，马鞭草15克，水煎服。

清热药 → 清热解毒药

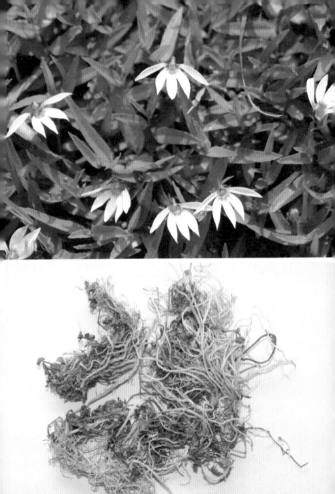

白花
蛇舌草

别名 蛇舌草、甲猛草、尖刀草、蛇针草、白花十字草。

来源 本品为茜草科植物白花蛇舌草 (*Hedyotis diffusa* Willd.)的干燥全草。

生境 生长于潮湿的沟边、草地、田边和路旁。我国长江以南各地均产。

采收 夏、秋两季采收，洗净，晒干或鲜用。

功用 苦、微甘，微寒。归肺、肝、胃经。清热，利湿，解毒。用于肺热喘咳，扁桃体炎，咽喉炎，阑尾炎，痢疾，尿路感染，黄疸，肝炎，盆腔炎，附件炎，痈肿疔疮，毒蛇咬伤，肿瘤。

验方 ①喉咙肿胀疼痛：白花蛇舌草30克，玄参15克，甘草3片，放入1500毫升水中，煮30分钟后服用。②尖锐湿疣：白花蛇舌草30~60克，水煎取汁，去渣，调入适量蜂蜜后服用。③盆腔炎、附件炎：白花蛇舌草、大血藤、两面针各30克，水煎服。④疮痛、蛇咬伤：鲜白花蛇舌草120克，捣烂外敷。⑤脓溃恢复期：白花蛇舌草30克，薏苡仁60克，水煎服。

清热药 → 清热解毒药

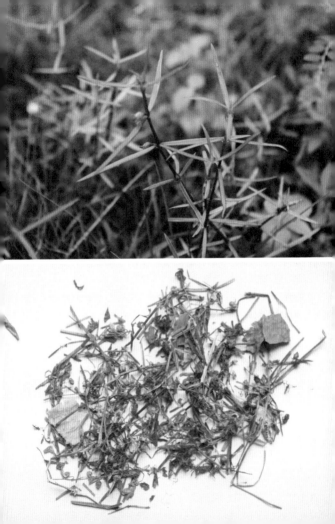

白蔹

别名 昆仑、白根、山地瓜、见肿消、地老鼠、鹅抱蛋。

来源 本品为葡萄科植物白蔹 [*Ampelopsis japonica* (Thunb.) Makino] 的干燥块根。

生境 生长于荒山的灌木丛中。主产于华东、华北及中南各地，广东、广西也有生产。多为野生。

采收 春、秋两季采挖，除去泥沙及细根，切成纵瓣或斜片，晒干。

功用 苦，微寒。归心、胃经。清热解毒，消痈散结，敛疮生肌。用于痈疽发背，疔疮，瘰疬，水火烫伤。

验方 ①水火烫伤：白蔹、地榆各等份，共为末，适量外敷，或麻油调敷患处。②急、慢性细菌性痢疾：白蔹适量，焙干研末，每次1～3克，每日3次。③聤耳出脓血：白蔹、黄连（去须）、龙骨、赤石脂、乌贼鱼骨（去甲）各50克，上五味，捣罗为散，先以棉拭干脓，每次用药3克，棉裹塞耳中。

清热药 → 清热解毒药

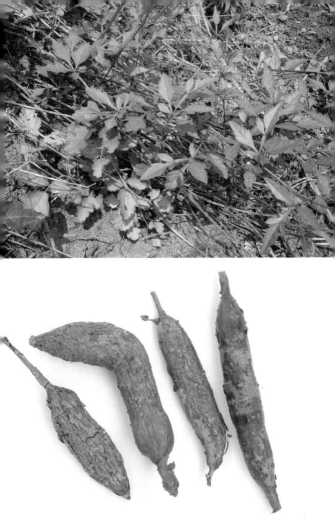

九头狮子草

别名 接骨草、土细辛、万年青、金钗草、四季青、九节篱、铁脚万年青。

来源 本品为爵床科植物九头狮子草 [*Peristrophe japonica* (Thunb.) Bremek.] 的干燥全草。

生境 生长于山坡、林下、路旁、溪边等阴湿处，有栽培。主产于江苏、浙江、福建、湖南、江西、贵州、四川、重庆等地。

采收 夏、秋两季采收，鲜用或晒干。

功用 辛、微苦，凉。发汗解表，清热解毒，镇痉。主治感冒，咽喉肿痛，白喉，小儿消化不良，小儿高热，痈疖肿毒，毒蛇咬伤。

验方 ①黑疱疔：九头狮子草茎叶，捣烂，涂敷。②蛇咬伤：鲜九头狮子草、半枝莲、紫花地丁，加盐卤捣烂，涂敷于咬伤部位。③支气管肺炎：鲜九头狮子草60～90克，捣烂绞汁，调少许盐服。④肺热咳嗽：鲜九头狮子草30克，加冰糖适量，水煎服。

清热药 → 清热解毒药

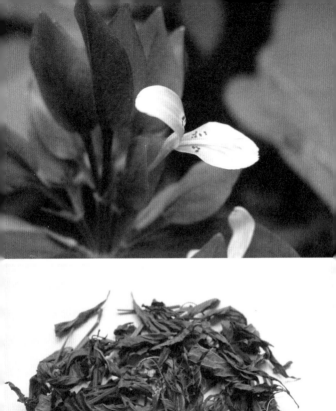

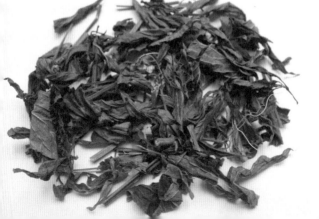

臭草

别名 芸香、臭艾、小香草、荆芥七。

来源 本品为芸香科芸香属植物芸香 (*Ruta graveolens* L.) 的全草。

生境 生长于林缘、山谷草丛中。南北各地多有栽培。主产于云南、贵州、四川、甘肃、陕西等地。

采收 6～7月花开前割取地上部分，去除杂质，阴干。切段，生用。

功用 辛、微苦，凉。归肝、脾经。清热解毒，散瘀止痛。主治感冒发热，牙痛，月经不调，小儿湿疹；外用治疮疖肿毒，跌打损伤。

验方 ①泄泻、小便不通：臭草叶，或生或煮食之。②驱除蛔虫：菜籽油煎臭草叶，捣烂敷脐上。③鼻出血：臭草叶捣烂，塞鼻孔。④跌打肿痛：鲜臭草叶15克，捣烂温酒冲服；另用鲜臭草叶捣烂擦伤部。⑤小儿大便肠出：好酒煮臭草叶，捣烂，用布作膏贴之。⑥小儿惊风：鲜臭草15克，酌冲开水炖服，每日2次。

清热药 → 清热解毒药

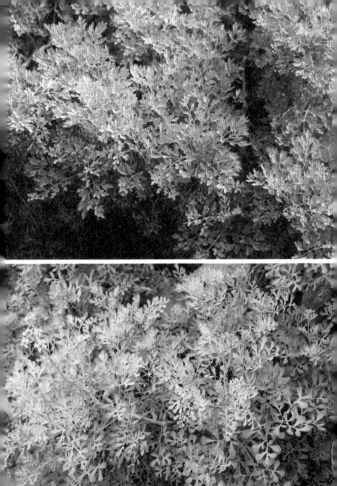

了哥王

别名　地棉皮、山豆了、九信草。

来源　本品为瑞香科植物南岭荛花 [*Wikstroemia indica* (L.) C. A. Mey.] 的干燥根。

生境　生长于村边、路旁、山坡灌丛中。主产于广东、广西、江西、福建、湖南、贵州等地，浙江、台湾及云南也有分布。

采收　秋至次年春初采挖，洗净晒干，经多次蒸晒去毒后用。

功用　苦、辛、寒；有毒。归心、肺、小肠经。消炎解毒，散瘀逐水。主治支气管炎，肺炎，腮腺炎，淋巴结炎，晚期血吸虫腹水，疮疖痈疽。

验方　①化脓性骨髓炎：了哥王、八地金牛各10克，铁包金、金刚头、金锁匙、磨盘草、金银花、墨旱莲、鹅不食草、七叶一枝花各15克，加水4000毫升，煎至300毫升，隔日1剂，分2次服用，药渣煎水洗患处。②淋巴结炎初起：鲜了哥王根第二重皮和红糖捣烂敷患处，并取了哥王根30克，水煎服，每日1次。

清热药 → 清热解毒药

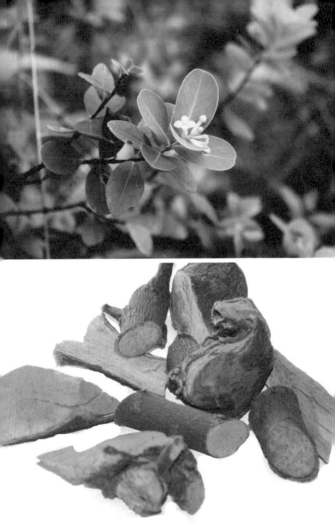

四季青

别名 红冬青、大叶冬青。

来源 本品为冬青科植物冬青 (*Ilex chinensis* Sims) 的干燥叶。

生境 生长于向阳山坡林缘、灌丛中。主产于我国长江以南各地。

采收 秋、冬两季采摘，鲜用或晒干。

功用 苦、涩，寒。归心、肺经。清热解毒，凉血止血。主治慢性气管炎，肾盂肾炎，细菌性痢疾；外用治烧烫伤，下肢溃疡，麻风溃疡，创伤出血，冻伤，乳腺炎，皮肤皲裂（烧灰调油外搽）。

验方 ①**热毒疮疖**：四季青鲜叶洗净，加盐少许同捣敷。②**外伤出血**：四季青鲜叶捣敷或干叶研细末外撒。③**风热感冒**：四季青、大青叶、鸭跖草各30克，紫苏梗、荆芥各15克，加清水500毫升，浓煎，每次服用10～15毫升，每日3～4次。

　　清热药 → 清热解毒药

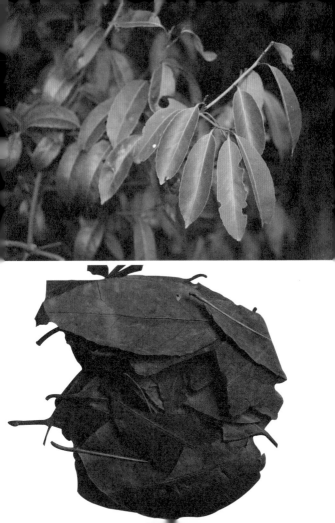

朱砂根

别名 凤凰肠、老鼠尾、山豆根、地杨梅、散血丹、土丹皮、金锁匙。

来源 本品为紫金牛科植物朱砂根 (*Ardisia crenata* Sims) 的干燥根。

生境 生长于山地林下、沟边、路旁。主产于浙江、安徽、江西、湖南、湖北、四川、重庆、福建、广东、广西等地。

采收 秋后采挖根部，洗净晒干。

功用 苦、辛，凉。归肺、肝经。清热解毒，散瘀止痛。主治扁桃体炎，急性咽喉炎，白喉，丹毒，淋巴结炎，劳伤吐血，心胃气痛，风湿骨痛，跌打损伤。

验方 ①咽喉肿痛：朱砂根9～15克，水煎服。②肺病、劳伤吐血：朱砂根9～15克，同猪肺炖服。连吃3次为1个疗程。③上呼吸道感染、扁桃体炎、白喉、丹毒、淋巴结炎：朱砂根9～15克，煎服。④跌打损伤、关节风痛：朱砂根9～15克，水煎服。

清热药 → 清热解毒药

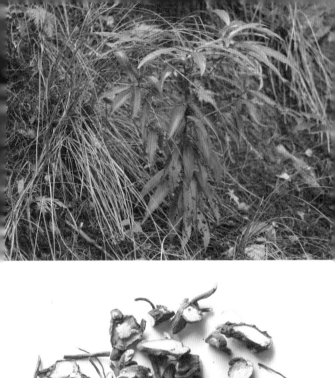
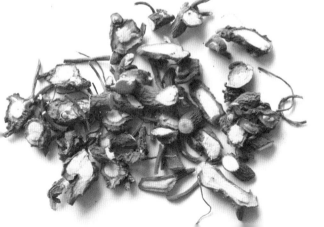

杠板归

别名 河白草、蛇倒退、梨头刺、蛇不过。

来源 本品为蓼科植物杠板归 (*Polygonum perfoliatum* L.) 的干燥地上部分。

生境 生长于山谷、灌木丛中或水沟旁。主产于江苏、浙江、福建、江西、广东、广西、四川、重庆、湖南、贵州等地。

采收 夏季花开时采割，晒干。

功用 酸、苦，寒。归胃、大肠、膀胱、肺、肝经。利水消肿，除湿退黄，清热解毒。主治肾炎水肿，百日咳，泻痢，湿疹，疖肿，毒蛇咬伤等。

验方 ①颈淋巴结炎：杠板归9～30克，水煎服，每日1剂；外用鲜全草适量，捣烂敷患处，每日1次。②带状疱疹：鲜杠板归60克，洗净捣烂，加食盐5克拌匀，敷患处。③百日咳：杠板归、海浮石各30克，黛蛤散（冲服）、百部各15克，朱砂1.5克（冲服）。上药除黛蛤散、朱砂（研细）外，余药水煎取汁，冲朱砂、黛蛤散服，每日1剂，分2次服用。

清热药 → 清热解毒药

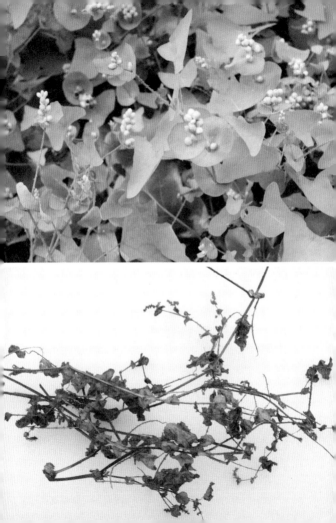

万年青根

别名 开口剑、斩蛇剑、牛尾七、冲天七、白河车、竹根七、铁扁担、青龙胆。

来源 本品为百合科植物万年青 (*Rohdea japonica* Roth) 的根及根茎。

生境 栽培于庭园，或野生于阴湿的林下、山谷。主产于湖南、湖北、江西、四川、重庆、贵州、福建、台湾、广东、江苏、安徽、浙江等地。

采收 全年可采，挖取根及根茎，除去茎叶及须根后，洗净，晒干或烘干。

功用 苦、微甘，寒；有小毒。归肺、肝、心经。凉血止血，清热解毒，利尿。主治白喉，白喉性心肌炎，咽喉肿痛，狂犬咬伤，细菌性痢疾，风湿性心脏病，心力衰竭。外用治跌打损伤，毒蛇咬伤，烧烫伤，乳腺炎，痈疖肿毒。

验方 ①流行性腮腺炎：新鲜万年青根20～30克，切碎捣烂，敷患处，早、晚各换药1次。②痔疮肿痛难行：猪腿骨去两头，同万年青根入砂锅内，水煮，趁热熏，温洗，每日3次。

清热药 → 清热解毒药

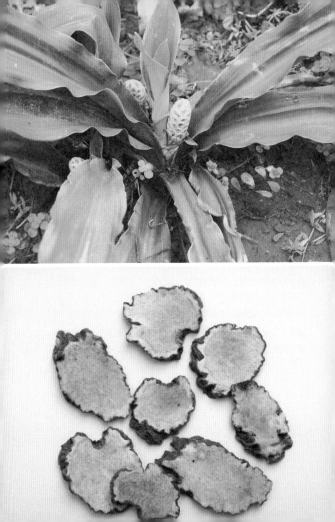

佛甲草

别名 火烧草、半支连、火焰草、铁指甲、佛指甲、狗牙半支。

来源 本品为景天科植物佛甲草 (*Sedum lineare* Thunb.) 的全草。

生境 生长于低山阴湿处或山坡、山谷岩石缝中。主产于中南及陕西、甘肃、江苏、安徽、浙江、江西、福建、台湾、四川、重庆、贵州、云南等地。

采收 夏、秋两季拔出全株，洗净，放开水中烫一下，捞起，晒干或烘干。

功用 甘、淡，寒。归心、肺、肝、脾经。清热解毒，利湿，止血。主治咽喉肿痛，目赤肿毒，热毒痈肿，疔疮，丹毒，缠腰火丹，烫火伤，毒蛇咬伤，黄疸，湿热泻痢，便血，崩漏，外伤出血，扁平疣。

验方 ①喉火：佛甲草15克，捣烂，加蛋清开水冲服。②咽喉肿痛：鲜佛甲草30克，捣绞汁，加米醋少许，开水一大杯冲漱喉，每日数次。

　清热药 → 清热解毒药

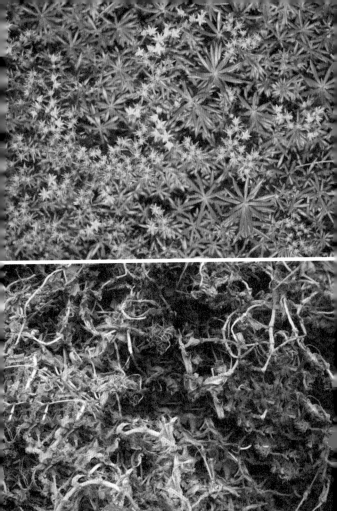

蟛蜞菊

别名 路边菊、马兰草、黄花龙舌草、黄花曲草、龙舌草。

来源 本品为菊科蟛蜞菊属植物蟛蜞菊 [*Wedelia chinensis* (Osb.) Merr.] 的全草。

生境 多生长于沿海地区的水沟边或湿地上。主产于广东、广西、福建等地。

采收 夏、秋两季采收，洗净，鲜用或晒干。

功用 甘、微酸，凉。归肺、肝经。清热解毒，化痰止咳，凉血平肝。主治麻疹，感冒发热，白喉，咽喉炎，扁桃体炎，支气管炎，肺炎，百日咳，咯血，高血压；外用治疗疮疖肿。

验方 ①痢疾：蟛蜞菊30克，鹅掌金星、金锦香各15克，水煎服。②肺炎：蟛蜞菊、爵床各30克，败酱草、火炭母各60克，水煎服。③牙龈红肿疼痛，发热，口渴：蟛蜞菊30克，栀子根6克，水煎服。④咳嗽：蟛蜞菊30克，半边莲、匍伏蔓各15克，水煎，冲白糖服。⑤咯血：鲜蟛蜞菊60克，鲜积雪草、鲜一点红各30克，捣烂绞汁冲蜜服。⑥风湿性关节炎：蟛蜞菊、海金沙、薏苡仁根各30克，炖豆腐服。

　　清热药 → 清热解毒药

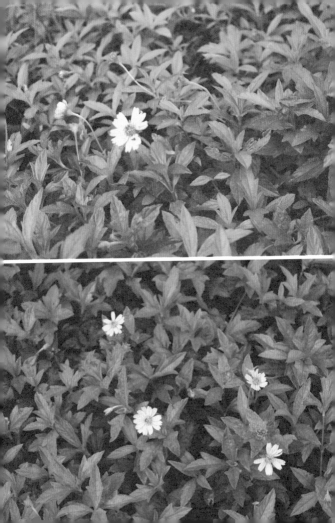

翻白草

别名 鸡腿儿、山萝卜、天藕儿、鸡脚草、白头翁、老鸦爪、茯苓草、黄花地丁。

来源 本品为蔷薇科植物翻白草 (*Potentilla discolor* Bge.) 的全草或根。

生境 生长于山坡、路旁、草地。主产于河北、安徽等地。

采收 夏、秋两季采收。未开花时连根挖取，除净泥土，晒干。

功用 苦、甘，平。归肝、大肠经。清热解毒，消肿止血。主治痢疾，疟疾，肺脓肿，咯血，呕血，便血，崩漏，痈肿，疔疮，癣疥。

验方 ①皮肤或下肢溃疡：翻白草60克，苦参30克，煎汤熏洗患处，每日1次。②呕血、咯血、衄血、便血等血热出血：翻白草15克，阿胶9克，水煎服。③热毒疔肿、淋巴结炎、疥疮、湿疹：翻白草适量，捣敷患处。④慢性鼻炎、咽炎、口疮：翻白草15克，紫花地丁12克，水煎服。

清热药 → 清热解毒药

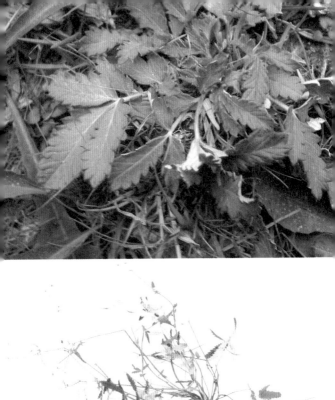
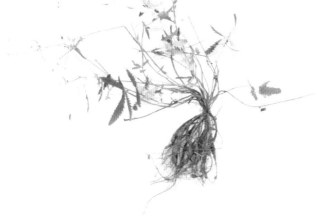

大蒜

别名 独头蒜、紫皮蒜。

来源 本品为百合科植物大蒜 (*Allium sativum* L.) 的鳞茎。

生境 全国各地均有栽培。

采收 夏初叶枯萎时采挖，除去泥沙，于通风处晾干或烘烤至外皮干燥，生用。

功用 辛，温。归脾、胃、肺经。清热解毒，消肿，杀虫，止痢。用于疮疡痈肿、疥癣、肺痨、顿咳、泄泻、痢疾、白秃癣疮，蛇虫咬伤。

验方 ①蛲虫病：新鲜大蒜，每50克加水200毫升，微火煮烂，纱布过滤，装瓶中备用。选用大号注射器接上导尿管，吸取煎汁灌肠，每次注入10～15毫升，于下午4：00—5：00或8：00—9：00进行。②关节炎：大蒜头（去皮）100克，捣成糊状，李树皮50克，加水100毫升，煎取20毫升，生姜10克，捣烂取汁，加蜂蜜6克调匀，调成糊剂，摊在塑料布上，厚约0.2厘米，外敷关节周围，外用绷带包扎固定，待局部有发热、刺痛感30～50分钟后，除去敷药，暴露患部即可，9～50日为1个疗程。

清热药 → 清热解毒药

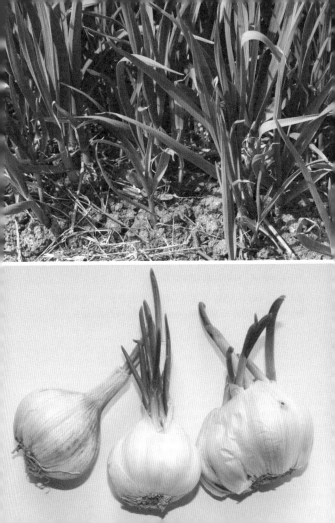

冬凌草

别名 冰凌花、冰凌草、六月令、彩花草、山香草、雪花草。

来源 本品为唇形科植物碎米桠 [*Rabdosia rubescens* (Hemsl.)Hara] 的全草。

生境 生长于山坡、灌木丛、林地及路边向阳处。主产于河北、山西、陕西、甘肃、安徽、浙江、江西、河南、湖北、湖南、广西、四川、贵州等地。

采收 秋季采收，洗净，晒干。

功用 苦、甘，微寒。归肺、胃、肝经。清热解毒，活血止痛。用于咽喉肿痛，症瘕腹痛，蛇虫咬伤。

验方 ①感冒、头痛：冬凌草250克，水煎洗患处。②风湿骨痛、关节炎：冬凌草90克，泡酒500毫升，早、晚各服50毫升。

　　清热药 → 清热解毒药

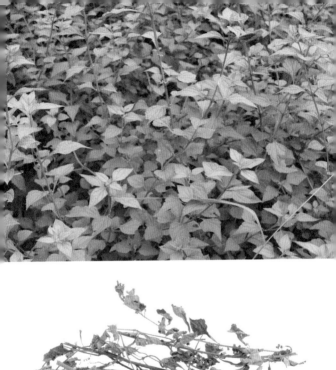

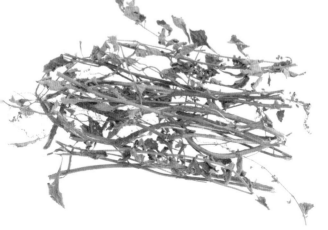

天葵子

别名 地丁子、天葵根、散血珠、天去子、紫背天葵子。

来源 本品为毛茛科植物天葵 [*Semiaquilegia adoxoides* (DC.) Makino] 的干燥块根。

生境 生长于丘陵或低山林下、草丛、沟边等阴湿处。主产于江苏、湖南、湖北等地。

采收 夏初采挖，洗净，干燥，除去须根。

功用 甘、苦，寒。归肝、胃经。清热解毒，消肿散结。用于痈肿疔疮，乳痈，痰核，瘰疬，蛇虫咬伤。

验方 ①小儿惊风：天葵子5克，研末，开水吞服。②胃热气痛：天葵子6克，捣烂，开水吞服。③虚咳、化痰：天葵子9克，炖肉吃。④骨折：天葵子、桑白皮、水冬瓜皮、玉枇杷各50克，捣蓉，正骨后包患处；另取天葵子50克，泡酒500毫升，每次服药酒15毫升

清热药 → 清热解毒药

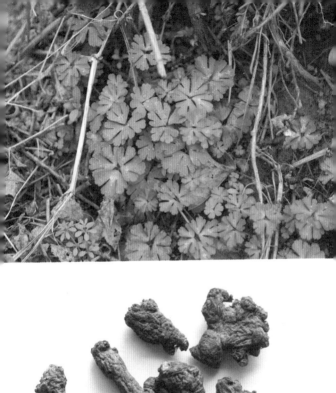
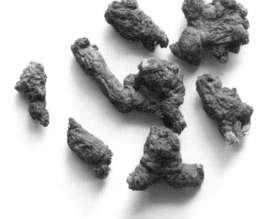

土贝母

别名 土贝、草贝、大贝母、地苦胆。

来源 本品为葫芦科植物土贝母 [*Bolbostemma paniculatum* (Maxim.) Franquet] 的干燥块茎。

生境 生长于山坡或平地。分布于河南、河北、山东、山西、陕西、甘肃、云南等地。

采收 秋、冬两季采挖，洗净泥土，将连接的小瓣剥下，蒸透后晒干。

功用 苦，微寒。归肺、脾经。解毒，散结，消肿。用于乳痈，瘰疬，痰核。

验方 ①乳痈初起：土贝母、白芷各等份，研为细末，每服9克，陈酒热服，护暖取汗即消，重者再一服。②病串：牛皮胶（水熬化）30克，入土贝母末15克，摊油纸上贴之。③颈淋巴结结核未破者：土贝母9克，水煎服，同时用土贝母研粉，醋调外敷。

清热药 → 清热解毒药

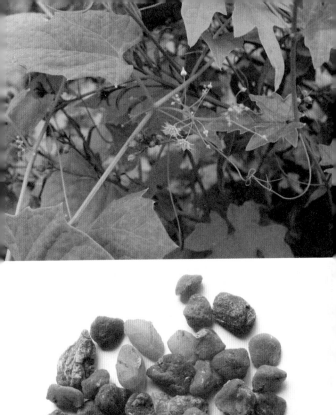
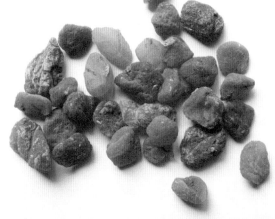

菥蓂

别名 大荠、蔑菥、大蕺、析目、老荠、遏蓝菜、花叶荠。

来源 本品为十字花科植物菥蓂 (*Thlaspi arvense* L.) 的干燥地上部分。

生境 生长于平地路旁、沟边或村落附近。几乎遍布全国。亚洲其他地区、欧洲及非洲北部也有分布。

采收 夏季果实成熟时采割，除去杂质，干燥。

功用 辛，微寒。归肝、胃、大肠经。清肝明目，和中利湿，解毒消肿。用于目赤肿痛，脘腹胀痛，胁痛，肠痈，水肿，带下，疮疖痈肿。

验方 ①肾炎：菥蓂鲜草30～60克，水煎服。②产后子宫内膜炎：菥蓂干全草15克，水煎调红糖服。③臀肉：菥蓂适量，捣汁点服。④产后瘀血痛：菥蓂15克，水煎，冲失笑散（五灵脂、蒲黄）10克服。

清热药 → 清热解毒药

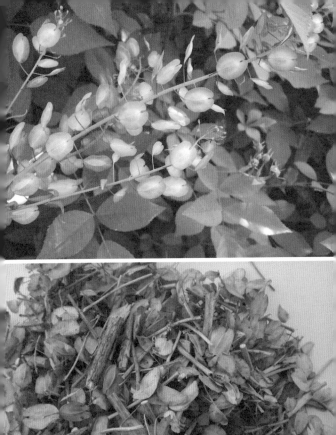
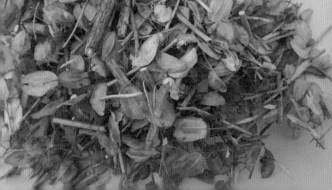

功劳木

别名　土黄柏、土黄连、八角刺、黄柏刺、黄天竹、黄连刺。

来源　本品为小檗科植物阔叶十大功劳 [*Mahonia bealei* (Fort.) Carr.] 或细叶十大功劳 [*Mahonia fortunei* (Lindl.) Fedde] 的干燥茎。

生境　生长于山坡及灌木丛中，也有栽培。主产于华南、华中及华东等地。

采收　全年可采，晒干。

功用　苦，凉。归肺经。补肺气，退潮热，益肝肾。主治肺结核潮热，咳嗽，咯血，腰膝无力，头晕，耳鸣，肠炎腹泻，黄疸型肝炎，目赤肿痛等。

验方　①感冒发热口渴：鲜十大功劳叶30克，黄荆叶15克，水煎服。②赤白带下：鲜十大功劳叶、白英、仙鹤草各30克，水煎服。③咯血、失眠：十大功劳叶12克，水煎服。④慢性支气管炎：鲜十大功劳叶、虎杖根、枇杷叶各30克，水煎服。

　清热药 → 清热解毒药

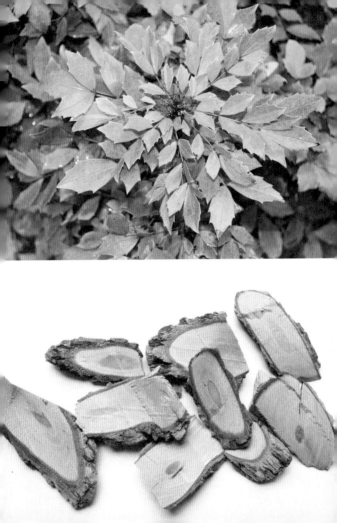

三颗针

别名 小檗、刺黄连、土黄连。

来源 本品为小檗科植物拟獴猪刺 (*Berberis soulieana* Schneid.)、小黄连刺 (*Berberis wilsonae* Hemsl.)、细叶小檗 (*Berberis poiretii* Schneid.) 或匙叶小檗 (*Berberis vernae* Schneid.) 等同属数种植物的干燥根。

生境 生长于海拔1000～2000米的向阳山坡、荒地、路旁及山地灌丛中。主产于湖北、四川、贵州、陕西、甘肃、宁夏、西藏等地。

采收 春、秋两季采挖，除去泥沙和须根，晒干或切片晒干。

功用 苦，寒；有毒。归肝、胃、大肠经。清热燥湿，泻火解毒。用于湿热泻痢，黄疸，咽喉肿痛，目赤，聤耳流脓，湿疹湿疮，痈肿疮毒。

验方 痢疾、肠炎、腹泻：三颗针15克，水煎服；或三颗针、秦皮、黄连、白头翁各9克，木香、陈皮各6克，水煎服。

清热药 → 清热解毒药

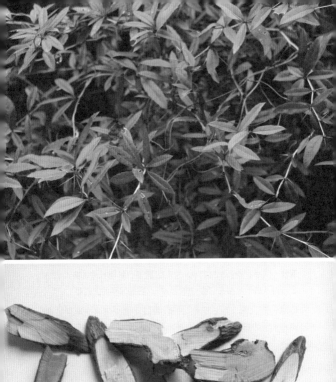
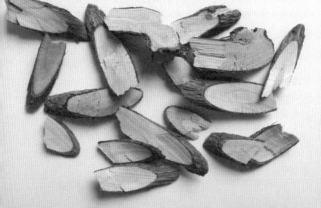

地黄

DI HUANG

别名 生地、鲜地黄、生地黄、鲜生地。

来源 本品为玄参科植物地黄 (*Rehmannia glutinosa* Libosch.) 的新鲜或干燥块根。

生境 生长于山坡、田埂、路旁。主产于河南、辽宁、河北、山东、浙江等地。多栽培。

采收 秋季采挖，除去芦头、须根及泥沙，鲜用或将地黄缓缓烘焙至约八成干。前者习称"鲜地黄"，后者习称"生地黄"。

功用 甘、苦，寒。归心、肝、肾经。清热生津，凉血，止血。用于热病伤阴，舌绛烦渴，温毒发斑，吐血，衄血，咽喉肿痛。

验方 ①病后虚汗、口干心躁：地黄250克，水煎，分3次服用，1日服完。②吐血咳嗽：地黄末，酒服5克，每日3次。③血热生癣：地黄汁频服。④肝肾阴亏、虚热动血、胸腹膨胀：地黄、白茅根各30克，丹参15克，川楝子9克，水煎服。⑤风湿性关节炎：地黄90克，切碎，加水600～800毫升，煮沸约1小时，得药汁约300毫升，为1日量，1次或2次服完。

　清热药 → 清热凉血药

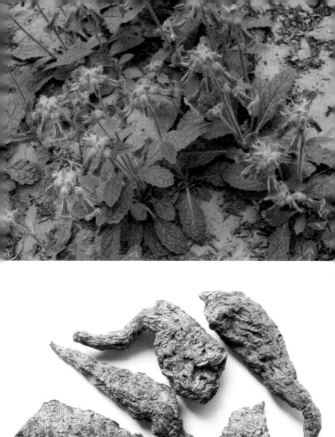

玄参

别名 玄台、馥草、黑参、逐马、元参。

来源 本品为玄参科植物玄参 (*Scrophularia ningpoensis* Hemsl.) 的干燥根。

生境 生长于溪边、山坡林下及草丛中。主产于浙江、湖北、江苏、江西、四川等地。

采收 冬季茎叶枯萎时采挖，除去根茎、幼芽、须根及泥沙，晒或烘至半干，堆放3~6日，反复数次至干燥。

功用 甘、苦、咸，微寒。归肺、胃、肾经。清热凉血，滋阴降火，解毒散结。用于热入营血，温毒发斑，舌绛烦渴，津伤便秘，骨蒸劳嗽，目赤，咽痛，白喉，痈肿疮毒。

验方 ①慢性咽喉肿痛：玄参、生地黄各15克，连翘、麦冬各10克，水煎服。②热毒壅盛、高热神昏、发斑发疹：玄参、甘草各10克，石膏30克，知母12克，水牛角60克，粳米9克，水煎服。

清热药 → 清热凉血药

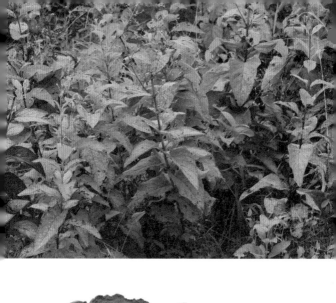

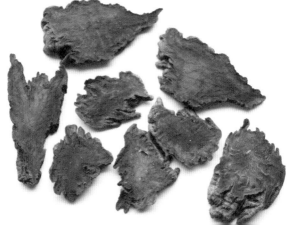

牡丹皮

别名 丹皮、丹根、牡丹根皮。

来源 本品为毛茛科植物牡丹 (*Paeonia suffruticosa* Andr.) 的干燥根皮。

生境 生长于向阳、不积水的斜坡、沙质地。全国各地多有分布。

采收 秋季采挖根部，除去细根和泥沙，剥取根皮，晒干。

功用 苦、辛，微寒。归心、肝、肾经。清热凉血，活血化瘀。用于热入营血，温毒发斑，吐血衄血，夜热早凉，无汗骨蒸，经闭痛经，痈肿疮毒，跌打伤痛。

验方 ①痛经：牡丹皮6～9克，仙鹤草、六月雪、槐花各9～12克，水煎，冲黄酒、红糖，经行时早、晚空腹服。②肾虚腰痛：牡丹皮、萆薢、白术、肉桂（去粗皮）各等份，捣罗为散，每次15克，温酒调下。③过敏性鼻炎：牡丹皮9克，水煎服，每日1剂，10日为1个疗程。④牙痛：牡丹皮、防风、生地黄、当归各20克，升麻15克，青皮12克，细辛5克，水煎服。⑤阑尾炎初起、腹痛便秘：牡丹皮12克，生大黄8克，大血藤、金银花各15克，水煎服。

清热药 → 清热凉血药

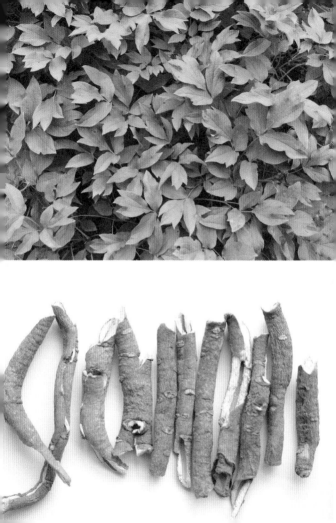

赤芍

别名 山芍药、木芍药、草芍药、红芍药、赤芍药。

来源 本品为毛茛科植物川赤芍 (*Paeonia veitchii* Lynch) 或芍药 (*Paeonia lactiflora* Pall.) 的干燥根。

生境 生长于山坡林下草丛中及路旁。主产于内蒙古、辽宁、吉林、甘肃、青海、新疆、河北、安徽、陕西、山西、四川、贵州等地。

采收 春、秋两季采挖，除去根茎、须根及泥沙，晒干。

功用 苦，微寒。归肝经。清热凉血，散瘀止痛。用于热入营血，温毒发斑，吐血衄血，目赤肿痛，肝郁胁痛，经闭痛经，跌打损伤。

验方 ①血瘀疼痛、经闭痛经：赤芍、延胡索、香附、乌药、当归各6克，水煎服。②胁肋瘀痛：赤芍9克，青皮、郁金各6克，水煎服。③血瘀头痛：赤芍、川芎各9克，当归、白芷、羌活各6克，水煎服。④冠心病、心绞痛：赤芍10克，丹参20克，降香、川芎各15克，水煎服。⑤子宫肌瘤：赤芍、茯苓、桂枝各15克，牡丹皮10克，桃仁、莪术、三棱各12克，水煎服，每日1剂。

清热药 → 清热凉血药

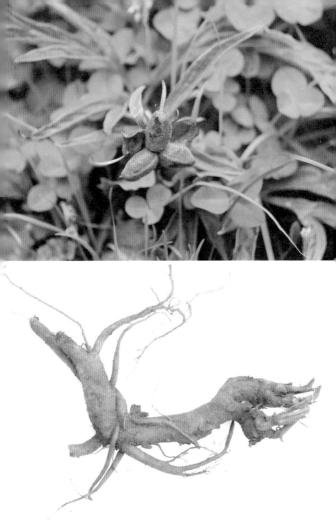

紫草

别名 紫丹、紫根、紫草茸、山紫草、紫草根、硬紫草。

来源 本品为紫草科植物新疆紫草 [*Arnebia euchroma* (Royle) Johnst.] 或内蒙紫草 (*Arnebia guttata* Bunge) 的干燥根。

生境 生长于路边、荒山、田野及干燥多石山坡的灌木丛中。主产于黑龙江、吉林、辽宁、河北、河南、山西等地。

采收 春、秋两季采挖，除去泥沙，干燥。

功用 甘、咸，寒。归心、肝经。清热凉血，活血解毒，透疹消斑。用于血热毒盛，斑疹紫黑，麻疹不透，疮疡，湿疹，水火烫伤。

验方 ①预防麻疹：紫草10克，水煎服。②小儿麻疹：紫草10克，甘草3克，水煎代茶饮。③湿热黄疸：紫草9克，茵陈30克，水煎服。④烧伤：紫草80克，麻油500毫升，煎熬后去渣得油，待冷后加入冰片2克，搅匀备用。用时以纱布浸油铺放于创面上，或直接涂于创面上。⑤水火烫伤：紫草、黄连各30克，大黄50克，麻油100毫升，煎熬后过滤，每毫升加冰片0.1克，摇匀，涂布患处。

清热药 → 清热凉血药

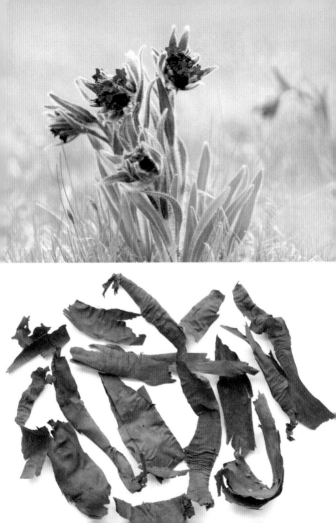

路边菊

别名　紫菊、马兰头、马兰菊、蟛蜞菊、鱼鳅串、蓑衣莲、剪刀草、田茶菊、泥鳅串。

来源　本品为菊科植物马兰 [*Kalimeris indica* (L.) Sch. -Bep. (*Aster indicus* L.)] 的全草及根。

生境　生长于路边、田野、山坡上。分布于全国大部分地区。

采收　夏、秋两季采收，鲜用或晒干。

功用　辛、苦，寒。归肺、肝、胃、大肠经。凉血，清热，利湿，解毒。主治呕血、衄血，血痢，创伤出血，疟疾，黄疸，水肿，尿路感染，咽痛，痔疮，痈肿，丹毒，虫蛇咬伤。

验方　①跌打损伤出血：路边菊、墨旱莲、松香、皂树叶（冬日无叶，可用树皮）共研细末，搽伤口。②外耳道炎：路边菊鲜叶捣汁滴耳。

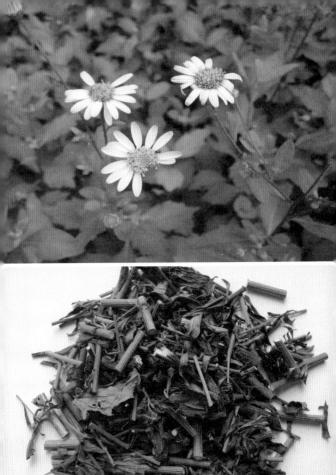

救必应

别名　白木香、羊不吃、山冬青、白银木、过山风、土千年健。

来源　本品为冬青科植物铁冬青 (*Ilex rotunda* Thunb.) 的干燥树皮。

生境　生长于山下疏林或沟、溪边。主产于江苏、安徽、浙江、江西、福建、台湾、湖南、广东、广西、云南等地。

采收　夏、秋两季剥取，晒干。

功用　苦，寒。归肺、胃、大肠、肝经。清热解毒，利湿止痛。用于暑湿发热，咽喉肿痛，湿热泻痢，脘腹胀痛，风湿痹痛，湿疹，疮疖，跌打损伤。

验方　①瘰疬、绞肠痧：救必应、仙鹤草各60克，山豆根30克，路边菊90克，水煎服。②外感风热头痛：救必应30克，水煎服，每日3次。③喉痛：干救必应9克，水煎作茶饮。④跌打肿痛：救必应6克，研粉，白糖30克，开水冲服。⑤神经性皮炎：救必应90克，煎水外洗局部。

清热药 → 清热凉血药

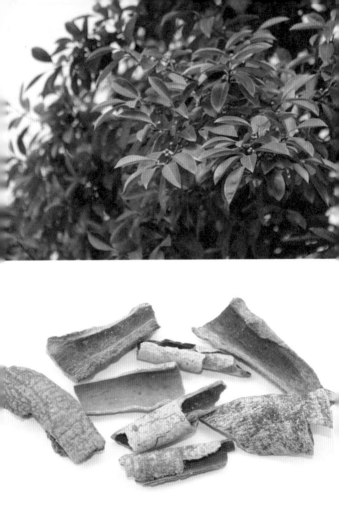

青蒿

QING HAO

别名 草蒿、香蒿、苦蒿、蒿子。

来源 本品为菊科植物黄花蒿（*Artemisia annua* L.）的干燥地上部分。

生境 生长于林缘、山坡、荒地。分布于全国各地。

采收 秋季花盛开时采割，除去老茎，阴干。

功用 苦、辛，寒。归肝、胆经。清虚热，解暑热，除骨蒸，截疟。用于暑邪发热，阴虚发热，夜热早凉，骨蒸劳热，疟疾寒热，湿热黄疸，温邪伤阴。

验方 ①疥疮：青蒿、苦参各50克，首乌藤100克，水煎外洗，每日2次。②头痛：青蒿、白萝卜叶各30克，山楂10克，水煎服，每日2～3次。③低热不退、肺结核潮热：青蒿、牡丹皮各10克，鳖甲、生地黄、知母各15克，水煎服。④鼻出血：鲜青蒿30克，捣汁饮，药渣以纱布包塞鼻中。⑤皮肤瘙痒：青蒿120克，煎汤外洗。⑥暑热烦渴：青蒿15克，开水泡服，或鲜青蒿60克，捣汁，凉开水冲饮。

清热药 → 清虚热药

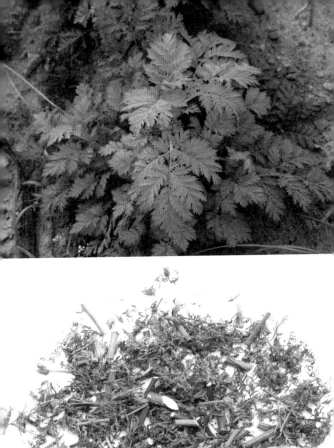
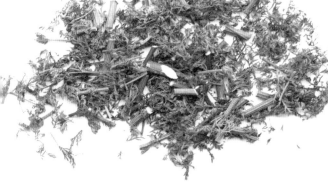

白薇

别名 春草、薇草、白龙须、白马薇、龙胆白薇。

来源 本品为萝藦科植物白薇 (*Cynanchum atratum* Bge.) 或蔓生白薇 (*Cynanchum versicolor* Bge.) 的干燥根及根茎。

生境 生长于树林边缘或山坡。主产于山东、安徽、辽宁、四川、江苏、浙江、福建、甘肃、河北、陕西等地。

采收 春、秋两季采挖，洗净，干燥。

功用 苦、咸，寒。归胃、肝、肾经。清热凉血，利尿通淋，解毒疗疮。用于温邪伤营发热，阴虚发热，骨蒸劳热，产后血虚发热，热淋，血淋，痈疽肿毒。

验方 ①产后血虚发热：白薇9克，当归12克，人参5克，甘草6克，水煎服。②虚热盗汗：白薇、地骨皮各12克，鳖甲、银柴胡各9克，水煎服。③尿路感染：白薇9克，石韦12克，滑石15克，木通10克，生甘草5克，水煎服，或白薇25克，车前草50克，水煎服。

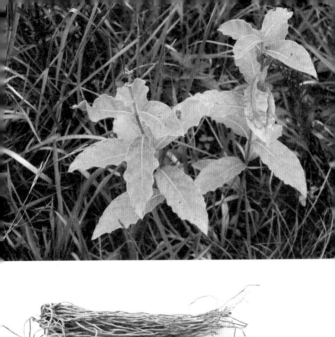

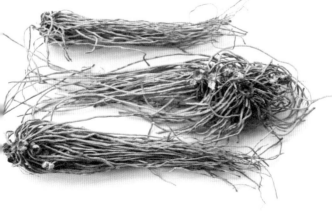

地骨皮

别名　地骨、地辅、枸杞根、枸杞根皮。

来源　本品为茄科植物枸杞 (*Lycium chinense* Mill.) 或宁夏枸杞 (*Lycium barbarum* L.) 的干燥根皮。

生境　生长于田野或山坡向阳干燥处；有栽培。主产于河北、河南、陕西、四川、江苏、浙江等地。

采收　春初或秋后采挖根部，洗净，剥取根皮，晒干。

功用　甘，寒。归肺、肝、肾经。凉血除蒸，清肺降火。用于阴虚潮热，骨蒸盗汗，肺热咳嗽，咯血，衄血，内热消渴。

验方　①疟疾：鲜地骨皮50克，茶叶5克，水煎后于发作前2～3小时顿服。②鼻出血：地骨皮、侧柏叶各15克，水煎服。③肺热咳嗽、痰黄口干：地骨皮、桑叶各12克，浙贝母8克，甘草3克，水煎服。④血尿（非器质性疾病引起的）：地骨皮9克，酒煎服，或新地骨皮加水捣汁，加少量酒，空腹温服。⑤外阴肿痒：地骨皮30克，枯矾9克，煎水熏洗。⑥荨麻疹及过敏性紫癜：地骨皮30克，徐长卿15克，水煎服。

清热药 → 清虚热药

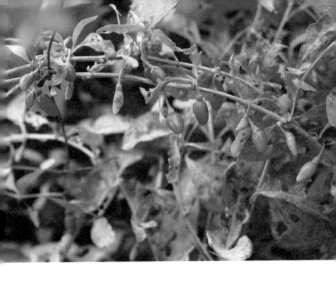

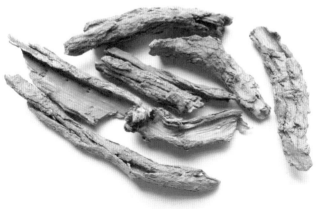

银柴胡

YIN CHAI HU

别名　土参、银胡、山菜根、沙参儿、牛肚根、银夏柴胡。

来源　本品为石竹科植物银柴胡 (*Stellaria dichotoma* L. var. *lanceolata* Bge.) 的干燥根。

生境　生长于干燥的草原、悬崖的石缝或碎石中。主产于宁夏、甘肃、陕西等地。

采收　春、夏两季植株萌发或秋后茎叶枯萎时采挖；栽培品于种植后第三年9月中旬或第四年4月中旬采挖，除去残茎、须根及泥沙，晒干。

功用　甘，微寒。归肝、胃经。清虚热，除疳热。用于阴虚发热，骨蒸劳热，小儿疳热。

验方　①肺结核咯血：银柴胡10克，白及12克，仙鹤草15克，水煎服。②阴虚骨蒸潮热：银柴胡10克，青蒿12克，鳖甲15克，水煎服。③小儿疳积发热、食少纳呆、肚腹鼓胀：银柴胡、地骨皮、山楂、胡黄连、白术、太子参各6克，山药10克，鸡内金3克，水煎服。

　　　　清热药 → 清虚热药

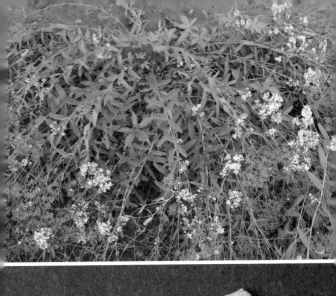

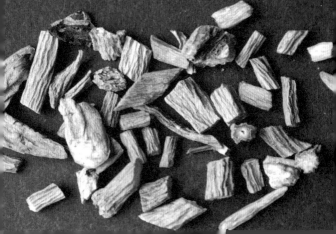

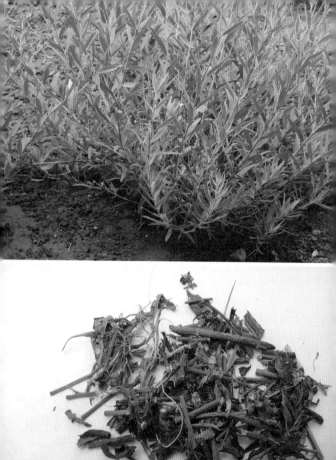

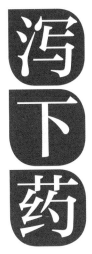

泻下药

攻下药　润下药　峻下逐水药

大黄

DA HUANG

别名 黄良、肤如、将军、川军、锦纹大黄。

来源 本品为蓼科植物掌叶大黄 (*Rheum palmatum* L.)、唐古特大黄 (*Rheum tanguticum* Maxim. ex Balf.) 或药用大黄 (*Rheum officinale* Baill.) 的干燥根及根茎。

生境 生长于山地林缘半阴湿的地方。主产于四川、甘肃、青海、西藏等地。

采收 秋末茎叶枯萎或次春发芽前采挖，除去细根，刮去外皮，切瓣或段，用绳穿成串干燥或直接干燥。

功用 苦，寒。归脾、胃、大肠、肝、心包经。泻热通肠，凉血解毒，逐瘀通经。用于实热便秘，积滞腹痛，泻痢不爽，湿热黄疸，血热吐衄，目赤，咽肿，肠痛腹痛，痈肿疔疮，瘀血经闭，跌打损伤；外治水火烫伤。

验方 ①食积腹痛：大黄、砂仁各9克，莱菔子30克，水煎服，每日3次。②胆囊炎、胆石症：大黄、黄连各9克，枳壳、黄芩、木香各12克，水煎服，每日3次。

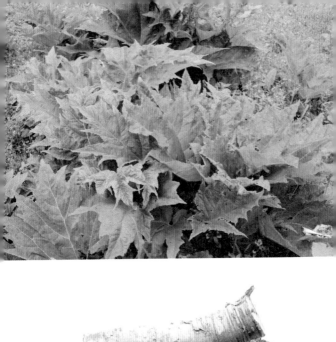

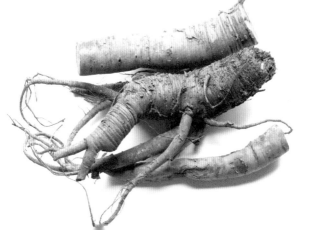

芦荟

别名 卢会、讷会、象胆、奴会、劳伟。

来源 本品为百合科植物库拉索芦荟 (*Aloe barbadensis* Miller) 等的汁液浓缩干燥物。

生境 生长于排水性能良好、不易板结的疏松土壤中。福建、台湾、广东、广西、四川、云南等地有栽培。

采收 将采收的鲜叶片切口向下直放于盛器中，取其流出的汁液使之干燥即成；也可将叶片洗净，横切成片，加入与叶等量的水，煎煮2～3小时，过滤，将滤液倒入模型内烘干或曝晒干，即得芦荟膏。

功用 苦，寒。归肝、胃、大肠经。清肝泻火，泻下通便。用于便秘，小儿疳积，惊风；外治湿癣。

验方 ①便秘：芦荟鲜叶5克，蜂蜜30克，每晚睡前开水冲服。②咯血、吐血、尿血：芦荟6～10克，水浸泡去黏汁，水煎服，可加适量白糖。③足癣：用白酒泡芦荟，待芦荟色泽由绿变黄，取酒滴于患脚癣处，每日数次。④蚊虫叮咬：新鲜芦荟叶片洗净，从中间分开，剪去边上的刺，直接涂在被叮咬处。

泻下药 → 攻下药

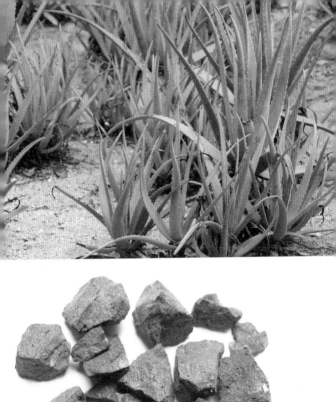
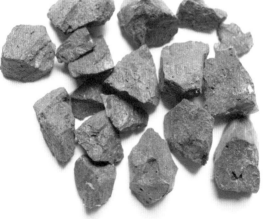

火麻仁

别名 火麻、麻仁、大麻仁、线麻子。

来源 本品为桑科植物大麻 (*Cannabis sativa* L.) 的干燥成熟果实。

生境 生长于土层深厚、疏松肥沃、排水良好的沙质土壤或黏质土壤里。主产于东北、华北、华东、中南等地。

采收 秋季果实成熟时采收，除去杂质，晒干。

功用 甘，平。归脾、胃、大肠经。润肠通便。用于血虚津亏，肠燥便秘。

验方 ①大便不通：火麻仁适量，研末，同米煮粥食用。②烫伤：火麻仁、黄柏、栀子各适量，共研末，调猪油涂烫伤处。③跌打损伤：火麻仁200克，煅炭，兑黄酒服。④大便秘结：火麻仁、大黄、枳实、白芍各50克，杏仁、厚朴各15克，共研细粉，炼蜜为丸，每次9克，每日1～2次。⑤妇女产后头昏、多汗、大便秘结：火麻仁15克，紫苏子10克，粳米适量，前两者加水研磨，取汁与粳米煮粥食，每日2次。

泻下药 → 攻下药

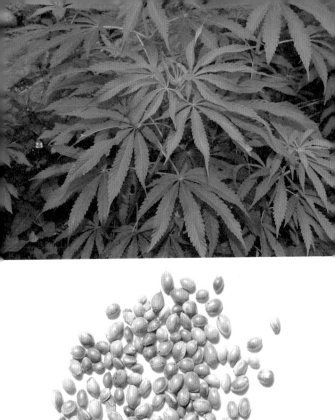

郁李仁

别名 郁子、山梅子、小李仁、郁里仁、李仁肉。

来源 本品为蔷薇科植物欧李 (*Prunus humilis* Bge.)、郁李 (*Prunus japonica* Thunb.) 或长柄扁桃 (*Prunus pedunculata* Maxim.) 的干燥成熟种子。

生境 生长于荒山坡或沙丘边。主产于黑龙江、吉林、辽宁、内蒙古、河北、山东等地。

采收 夏、秋两季采收成熟果实，除去果肉及核壳，取出种子，干燥。

功用 辛、苦、甘、平。归脾、大肠、小肠经。润燥滑肠，下气利水。用于津枯肠燥，食积气滞，腹胀便秘，水肿，脚气，小便不利。

验方 ①风热气秘：郁李仁、酒陈皮、三棱各30克，共捣为散，每次6克，水煎空腹服。②肺气虚弱：郁李仁30粒，研末，生梨汁调成糊状，敷内关穴，胶布固定，每12小时更换一次。③疣：郁李仁、鸡子白各10克，研涂患处。

泻下药 → 攻下药

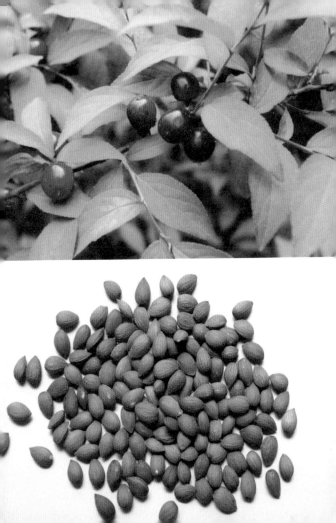

甘遂

GAN SUI

别名 陵泽、重泽、苦泽、陵藁、甘泽、肿手花根、猫儿眼根。

来源 本品为大戟科植物甘遂 (*Euphorbia kansui* T. N. Liou ex T. P. Wang) 的干燥块根。

生境 生长于低山坡、沙地、荒坡、田边和路旁等。主产于陕西、河南、山西等地。

采收 春季开花前或秋末茎叶枯萎后采挖，撞去外皮，晒干。

功用 苦，寒；有毒。归肺、肾、大肠经。泻水逐饮，消肿散结。用于水肿胀满，胸腹积水，痰饮积聚，气逆喘咳，二便不利。

验方 ①渗出性胸膜炎、肝硬化腹水、血吸虫病腹水、慢性肾炎水肿、二便不通：甘遂、大戟、芫花各等份，大枣10枚，前三味混合研末，每次1～3克，大枣煎汤于清晨空腹送服。②癫痫：甘遂、朱砂各3克，将甘遂放入鲜猪心中，煨熟，取出药，与朱砂研粉和匀，分作4丸，每次1丸，用猪心煎汤送下。

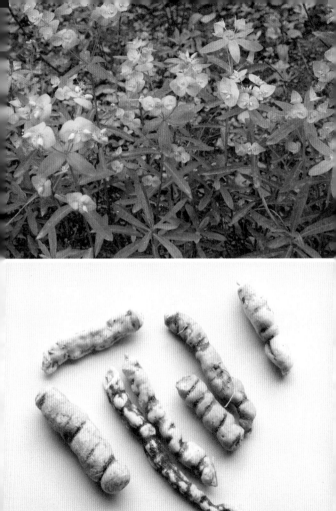

商陆

别名 当陆、章陆、山萝卜、章柳根、见肿消。

来源 本品为商陆科植物商陆 (*Phytolacca acinosa* Roxb.) 或垂序商陆(*Phytolacca americana* L.) 的干燥根。

生境 生长于路旁疏林下或栽培于庭园。分布于全国大部分地区。

采收 秋季至次春采挖，除去须根及泥沙，切成块或片，晒干或阴干。

功用 苦，寒；有毒。归肺、脾、肾、大肠经。逐水消肿，通利二便，解毒散结。用于水肿胀满，二便不通；外治痈肿疮毒。

验方 ①足癣：商陆、苦参各100克，川椒20克，赤芍50克，煎汤，每日1~2次浸泡患足，每次15~30分钟，保留药汁，加热重复使用。②腹中如有石，痛如刀刺：商陆根适量，捣烂蒸之，布裹熨痛处，冷时更换。③淋巴结结核：商陆9克，加适量红糖，水煎服。④腹水：商陆6克，赤小豆、冬瓜皮各50克，泽泻12克，茯苓皮24克，水煎服。

泻下药 → 峻下逐水药

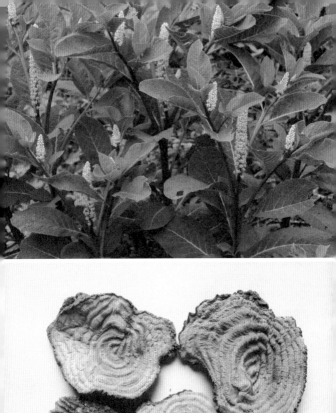

牵牛子

别名 黑丑、白丑、黑牵牛、白牵牛、喇叭花。

来源 本品为旋花科植物裂叶牵牛 [*Pharbitis nil* (L.) Choisy] 等的干燥成熟种子。

生境 生长于山野灌木丛中、村边、路旁；多栽培。全国各地均有分布。

采收 秋末果实成熟、果壳未开裂时采割植株，晒干，打下种子，除去杂质。

功用 苦、寒；有毒。归肺、肾、大肠经。泻水通便，消痰涤饮，杀虫攻积。用于水肿胀满，二便不通，痰饮积聚，气逆喘咳，虫积腹痛，蛔虫、绦虫病。

验方 ①水肿：牵牛子适量，研为末，每次2克，每日1次，以小便利为度。②肠道寄生虫：牵牛子（炒，研为末）100克，槟榔50克，使君子肉（微炒）50个，均为末，每次10克，砂糖调下，小儿减半。

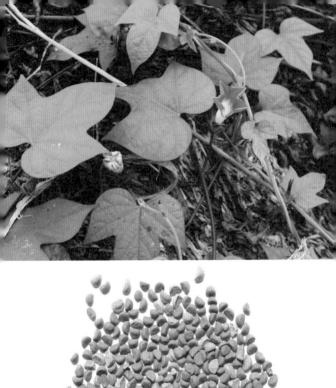
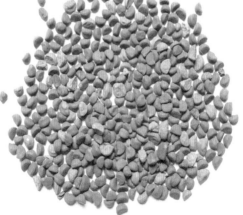

千金子

别名 联步、小巴豆、千两金、续随子、菩萨豆。

来源 本品为大戟科植物续随子 (*Euphorbia lathyris* L.) 的干燥成熟种子。

生境 生长于向阳山坡，各地也有野生。主产于河南、浙江、河北、四川、辽宁、吉林等地。

采收 夏、秋两季果实成熟时采收，除去杂质，干燥。

功用 辛，温；有毒。归肝、肾、大肠经。逐水消肿，破血消症，外用疗癣蚀疣。用于水肿，痰饮，积滞胀满，二便不通，血瘀经闭；外治顽癣，赘疣。

验方 ①血瘀经闭：千金子3克，丹参、制香附各9克，水煎服。②疣赘：千金子适量，熟时破开，涂患处。③晚期血吸虫病腹水：取新鲜千金子去壳捣泥装入胶囊，根据腹围大小决定用量。腹围较大者，每次6～9克，早晨空腹服用，每5日服药1次。④毒蛇咬伤：千金子20～30粒（小儿酌减），捣烂，用米泔水调服，一般需用1～3次。

泻下药 → 峻下逐水药

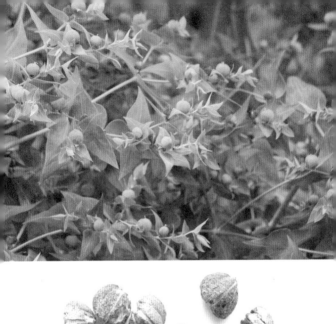

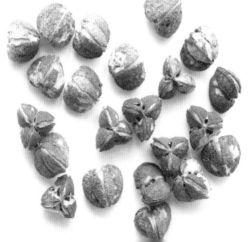

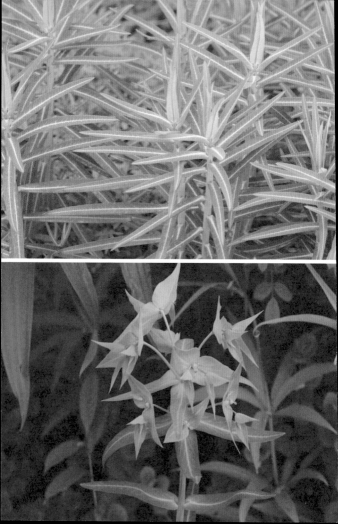

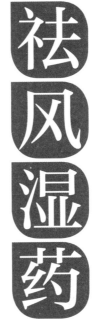

祛风湿药

祛风寒湿药　祛风湿热药　祛风湿、强筋骨药

独活

DU HUO

别名 大活、独滑、川独活、巴东独活、胡王使者。

来源 本品为伞形科植物重齿毛当归 (*Angelica pubescens* Maxim. f. *biserrata* Shan et Yuan) 的干燥根。

生境 生长于山谷沟边或草丛中，有栽培。主产于湖北、四川等地。

采收 春初苗刚发芽或秋末茎叶枯萎时采挖，除去须根及泥沙，烘至半干，堆置2～3日，发软后再烘至全干。

功用 辛、苦，微温。归肾、膀胱经。祛风除湿，通痹止痛。用于风寒湿痹，腰膝疼痛，风寒挟湿头痛。

验方 ①慢性气管炎：独活15克，红糖25克，加水煎成100毫升，分3～4次服用。②青光眼：独活、羌活、五味子各6克，白芍12克，水煎服。③面神经炎：独活、薄荷、白芷各30克，共研为细末，炼蜜为丸，每丸3克，每日3丸，口含服。

祛风湿药 → 祛风寒湿药

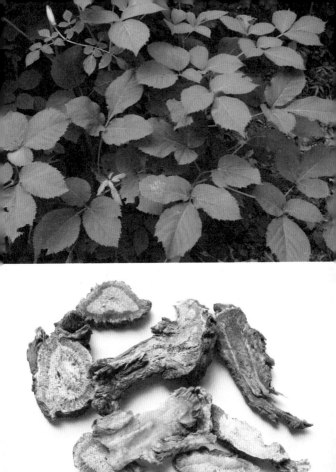

威灵仙

别名 灵仙、黑骨头、黑须根、黑脚威灵仙、铁脚威灵仙。

来源 本品为毛茛科植物威灵仙 (*Clematis chinensis* Osbeck)、棉团铁线莲 (*Clematis hexapetala* Pall.) 或东北铁线莲 (*Clematis manshurica* Rupr.) 的干燥根及根茎。

生境 生长于山谷、山坡或灌木丛中。主产于江苏、浙江、江西、安徽、四川、贵州、福建、广东、广西等地。

采收 秋季采挖，除去泥沙，晒干。

功用 辛、咸，温。归膀胱经。祛风除湿，通络止痛。用于风湿痹痛，肢体麻木，筋脉拘挛，屈伸不利，骨鲠咽喉。

验方 ①诸骨哽喉：威灵仙30克，浓煎含咽。②胆石症：威灵仙60克，水煎服。③腰脚疼痛：威灵仙150克，捣为散，饭前温酒调服，每次3克。④尿路结石：威灵仙60～90克，金钱草50～60克，水煎服。⑤疟疾：威灵仙15克，酒煎温服。⑥呃逆：威灵仙、蜂蜜各30克，黑芝麻20克，加水750毫升，水煎30分钟，每日1剂。

祛风湿药 → 祛风寒湿药

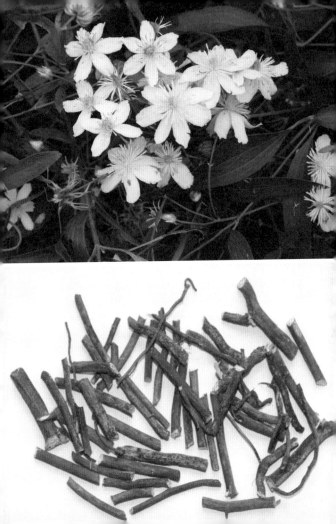

川乌

别名 草乌、乌喙、铁花、乌头、五毒、鹅儿花。

来源 本品为毛茛科植物乌头 (*Aconitum carmichaelii* Debx.) 的干燥母根。

生境 生长于山地草坡或灌木丛中。主产于四川、陕西等地。

采收 6月下旬至8月上旬采挖，除去子根、须根及泥沙，晒干。

功用 辛、苦，热；有大毒。归心、肝、肾、脾经。祛风除湿，温经止痛。用于风寒湿痹，关节疼痛，心腹冷痛，寒疝作痛，麻醉止痛。一般炮制后用。

验方 ①风湿关节痛：制川乌6克，麻黄8克，白芍、黄芪各12克，水煎服。②颈椎病：制川乌、制草乌各100克，丹参250克，川芎、白芷各50克，威灵仙500克，研碎调匀，装入布袋作枕用。③腰脚痹痛：生川乌1克，捣为散，醋调涂布上敷痛处。④肩周炎：制川乌、樟脑、草乌各90克，白芷50克，共研粉；使用时根据疼痛部位大小取适量药粉，用食醋与蜂蜜调成糊状，外敷于肩周炎疼痛点，外用胶布固定。用热水袋外敷30分钟，每日1次，连用15日。

祛风湿药 → 祛风寒湿药

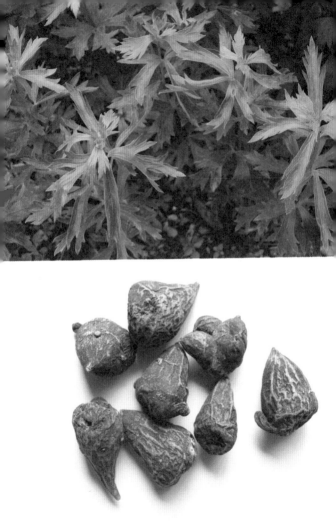

草乌

别名 乌头、鸡毒、药羊蒿、草乌头、鸡头草、百步草。

来源 本品为毛茛科植物北乌头 (*Aconitum kusnezoffii* Reichb.) 的干燥块根。

生境 生长于山坡草地或疏林中。主产于山西、河北、内蒙古等地。

采收 秋季茎叶枯萎时采挖，除去须根及泥沙，干燥。

功用 辛，苦，热；有大毒。归心、肝、肾、脾经。祛风除湿，温经止痛。用于风寒湿痹，关节疼痛，心腹冷痛，寒疝作痛，麻醉止痛。一般炮制后用。

验方 ①风寒关节炎：草乌、松节、川乌各30克，生半夏、生天南星各30克，研粗末浸酒，擦敷患处。②十二指肠溃疡：草乌、川乌各9克，白及、白芷各12克，研末和面少许，调合成饼，外敷于剑突下胃脘部，一昼夜后除去。③气滞血瘀心痛：草乌15克，土木香10克，马钱子9克，肉豆蔻、广木香各20克，沉香6克，共研粗末，每次水煎服3～6克，每日3次。④淋巴结炎、淋巴结结核：草乌1个，用烧酒适量磨汁，外搽局部，每日1次。

　　祛风湿药 → 祛风寒湿药

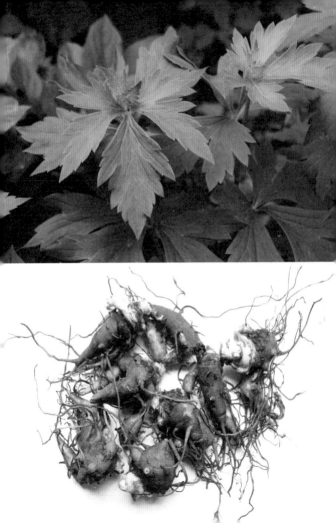

木瓜

别名 酸木瓜、铁脚梨、秋木瓜、皱皮木瓜、贴梗海棠。

来源 本品为蔷薇科植物贴梗海棠 [*Chaenomeles speciosa* (Sweet) Nakai]的干燥近成熟果实。

生境 生长于山坡地、田边地角、房前屋后。主产于山东、河南、陕西、安徽、江苏、湖北、四川、浙江、江西、广东、广西等地。

采收 夏、秋两季果实绿黄时采收，置沸水中烫至外皮灰白色，对半纵剖，晒干。

功用 酸，温。归肝、脾经。舒筋活络，和胃化湿。用于湿痹拘挛，腰膝关节酸重疼痛，吐泻转筋，脚气水肿。

验方 ①消化不良：木瓜10克，麦芽、谷芽各15克，木香3克，水煎服。②产后体虚、乳汁不足：鲜木瓜250克，切块，猪蹄500克，加水适量，炖熟，再将鲜木瓜放入汤中，炖至烂熟，食用即可。③脚气：干木瓜1个，明矾50克，煎水，趁热熏洗。

祛风湿药 → 祛风寒湿药

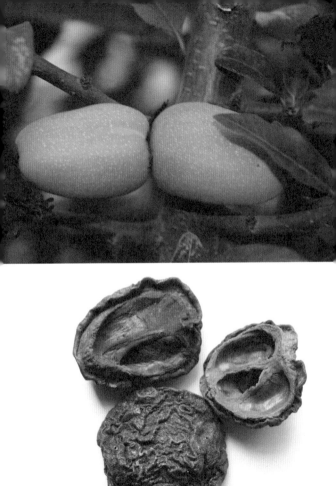

伸筋草

别名 狮子草、小伸筋、舒筋草、金毛狮子草。

来源 本品为石松科植物石松 (*Lycopodium japonicum* Thunb.) 的干燥全草。

生境 生长于疏林下荫蔽处。主产于浙江、湖北、江苏等地。

采收 夏、秋两季茎叶茂盛时采收，除去杂质，晒干。

功用 微苦、辛，温。归肝、脾、肾经。祛风除湿，舒筋活络。用于关节酸痛，屈伸不利。

验方 ①风痹筋骨不舒：伸筋草15～50克，水煎服。②糖尿病性颈椎增生：伸筋草15克，豨莶草3克，石膏20克，龙骨8克，加水煎汁，热敷患处。③小儿麻痹后遗症：伸筋草、松节、南蛇藤根、寻骨风各25克，威灵仙15克，茜草10克，杜衡2克，水煎服。④带状疱疹：伸筋草（焙）研粉，青油或麻油调成糊状，涂患处，每日数次。⑤中风后遗症：伸筋草、红花、透骨草各3克，煎水浸泡手足。⑥关节痛：伸筋草、豨莶草各25克，路边荆、老鼠刺各50克，水煎服。⑦关节酸痛、手足麻痹：伸筋草30克，丝瓜络、爬山虎各15克，大活血9克，水、酒各半煎服。

祛风湿药 → 祛风寒湿药

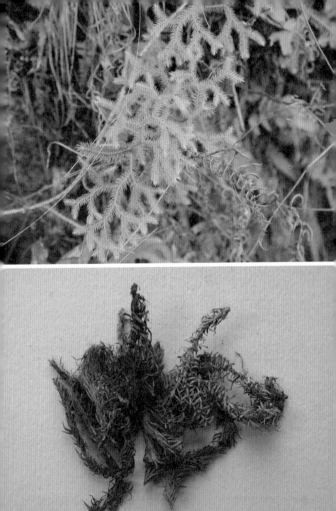

秦艽

QIN JIAO

别名 秦胶、大艽、左扭、左秦艽、西秦艽、萝卜艽。

来源 本品为龙胆科植物秦艽 (*Gentiana macrophylla* Pall.) 、麻花秦艽(*Gentiana straminea* Maxim.) 、粗茎秦艽 (*Gentiana crassicaulis* Duthie ex Burk.) 或小秦艽 (*Gentiana dahurica* Fisch.) 的干燥根。

生境 生长于山地草甸、林缘、灌木丛或沟谷中。主产于陕西、甘肃等地。

采收 春、秋两季采挖，除去泥沙，晒软，堆置"发汗"至表面呈红黄色或灰黄色时，摊开晒干，或不经"发汗"直接晒干。

功用 辛、苦、平。归胃、肝、胆经。祛风湿，清湿热，止痹痛，退虚热。用于风湿痹痛，中风半身不遂，筋脉拘挛，骨节酸痛，湿热黄疸，骨蒸潮热，小儿疳积发热。

验方 ①臂痛：秦艽6克，红花4.5克，羌活3克，丝瓜络适量，水煎服。②风湿性关节炎、肢体关节疼痛：秦艽、地龙、牛膝、五加皮、海桐皮、没药各15克，桑寄生、海风藤各20克，水煎服。

　祛风湿药 → 祛风湿热药

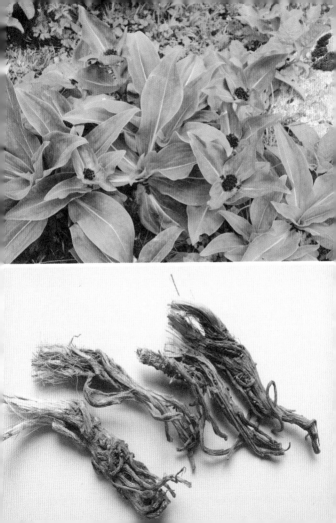

豨莶草

别名 豨莶、珠草、猪膏草、风湿草、黏金强子。

来源 本品为菊科植物豨莶 (*Siegesbeckia orientalis* L.)、腺梗豨莶 (*Siegesbeckia pubescens* Makino) 或毛梗豨莶 (*Siegesbeckia glabrescens* Makino) 的干燥地上部分。

生境 生长于林缘、林下、荒野、路边。主产于湖南、福建、湖北、江苏等地。

采收 夏、秋两季花开前及花期均可采割，除去杂质，晒干。

功用 辛、苦，寒。归肝、肾经。祛风湿，利关节，解毒。用于风湿痹痛，筋骨无力，腰膝酸软，四肢麻痹，半身不遂，风疹湿疮。

验方 ①疟疾：豨莶草（干品）50克，每日1剂，分2次煎服，连服3日。②黄疸型肝炎：豨莶草30克，车前草、金钱草各15克，栀子9克，水煎服。③风湿性关节炎、高血压：豨莶草、夏枯草、臭梧桐各9克，水煎服。④痈疽肿毒：豨莶草、乳香各30克，白矾15克，共为末，每次6克，热酒调下。

230 ｜ 231　　百草良方速认速查小红书

祛风湿药 → 祛风湿热药

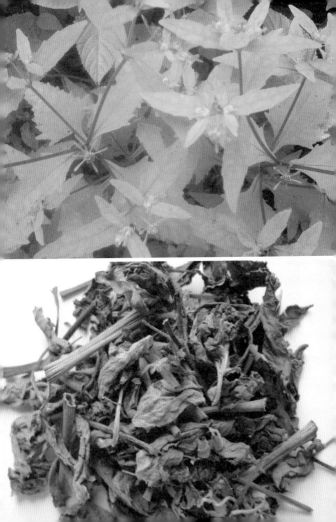

络石藤

别名　络石、爬山虎、石龙藤、钻骨风、白花藤、沿壁藤。

来源　本品为夹竹桃科植物络石 [*Trachelospermum jasminoides* (Lindl.) Lem.] 的干燥带叶藤茎。

生境　生长于温暖、湿润、疏荫的沟渠旁、山坡林木丛中。主产于江苏、安徽、湖北、山东等地。

采收　冬季至次春采割，除去杂质，晒干。

功用　苦，微寒。归心、肝、肾经。祛风通络，凉血消肿。用于风湿热痹，筋脉拘挛，腰膝酸痛，喉痹，痈肿，跌打损伤。

验方　①筋骨痛：络石藤50～100克，浸酒服。②风湿热痹、关节热痛：络石藤、海风藤各12克，生石膏30克，苍术15克，牛膝10克，水煎服。③关节炎：络石藤、五加皮各50克，牛膝25克，水煎服，白酒为引。④外伤出血：络石藤适量，晒干研末，撒敷患处，外加包扎。

　　祛风湿药 → 祛风湿热药

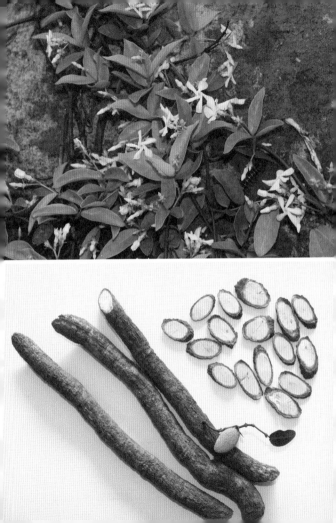

九里香

别名　石辣椒、九秋香、九树香、万里香、山黄皮、千只眼。

来源　本品为芸香科植物九里香 (*Murraya exotica* L.) 和千里香 [*Murraya paniculata* (L.) Jack] 的干燥枝叶和带叶嫩枝。

生境　性喜温暖、湿润气候，适应阳光充足、土层深厚、肥沃及排水良好的土壤，不耐寒。主产于广东、广西、福建等地。

采收　全年可采，晒干，切段。

功用　辛、微苦，温；有小毒。归肝、胃经。行气止痛，活血散瘀。用于胃痛，风湿痹痛；外治牙痛，跌打肿痛，虫蛇咬伤。

验方　①皮肤湿疹：九里香鲜枝叶，水煎，擦洗患处。②跌打肿痛：鲜九里香叶、鲜地耳草、鲜水茴香、鲜栀子叶各等量，共捣烂，酒炒敷患处。③胃痛：九里香3克，香附9克，水煎服。④慢性腰腿痛：九里香15克，续断9克，水煎服。

祛风湿药 → 祛风湿热药

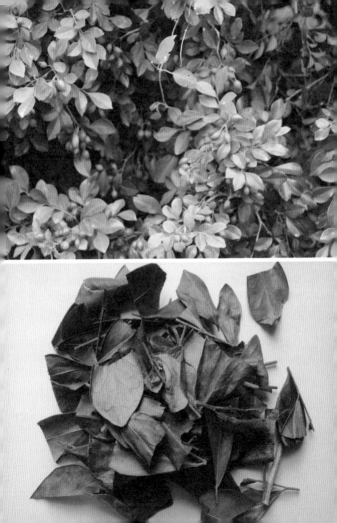

野木瓜

别名 木莲、乌藤、假荔枝、绕绕藤、八月挪、五爪金龙。

来源 本品为木通科植物野木瓜 (*Stauntonia chinensis* DC.) 的干燥带叶茎枝、根及根皮。

生境 生长于湿润通风的杂木林中、山路边及溪谷两旁。分布于安徽、浙江、江西、福建、广东、广西、海南等地。

采收 全年均可采割，洗净，切段，干燥。

功用 微苦，平。归肝、胃经。祛风止痛，舒筋活络。用于风湿痹痛，腰腿疼痛，头痛，牙痛，痛经，跌打伤痛。

验方 ①手术后疼痛、麻风反应性疼痛：野木瓜50克，加水煎成30毫升，痛时顿服，严重时可每日服3次。②坐骨神经痛、风湿关节痛：野木瓜根、大血藤、五加根、胡颓子根各15～24克，水煎服。③风湿性关节炎：野木瓜、虎杖、鱼腥草、马鞭草各适量，水煎服，并用鲜品外敷。④跌打损伤：野木瓜、酒糟各适量，捣烂，用芭蕉叶包好煨热，敷患处。

祛风湿药 → 祛风湿热药

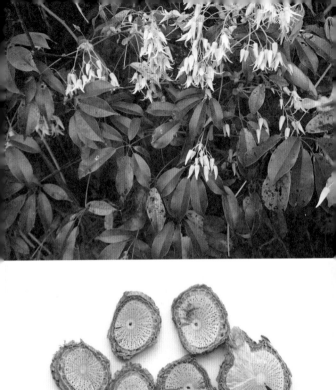
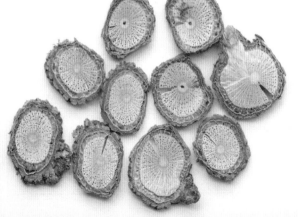

五加皮

WU JIA PI

别名 南五加皮、细柱五加、红五加皮、短梗五加、轮伞五加。

来源 本品为五加科植物细柱五加 (*Acanthopanax gracilistylus* W. W. Smith) 的干燥根皮。

生境 生长于路边、林缘或灌丛中。主产于湖北、河南、辽宁、安徽等地。

采收 夏、秋两季采挖根部，洗净，剥取根皮，晒干。

功用 辛、苦，温。归肝、肾经。祛风除湿，补益肝肾，强筋壮骨。用于风湿痹痛，筋骨痿软，小儿行迟，体虚乏力，水肿，脚气。

验方 ①腰脊、脚膝筋骨弱而行迟：五加皮为末，粥引调下，每次3克，每日3次。②腰痛：五加皮、杜仲（炒）各等份，为末，酒糊丸，如梧桐子大，每次30丸，温酒下。③风寒湿引起的腰腿痛：五加皮100克，当归、川牛膝各50克，白酒1000毫升，将诸药切碎浸酒中。7日后可服用，每次15毫升，每日2次。④水肿、小便不利：五加皮、大腹皮、陈皮、茯苓皮、生姜皮各9克，水煎服。

祛风湿药 → 祛风湿、强筋骨药

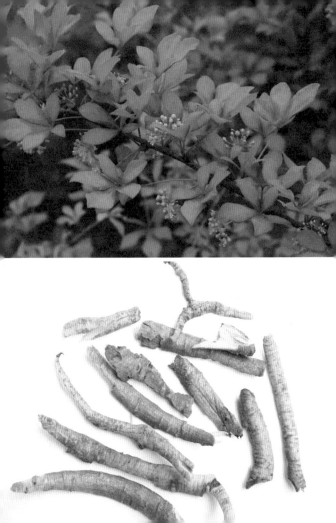

桑寄生

别名 寄生、寄生草、寄生树、桑上寄生。

来源 本品为桑寄生科植物桑寄生 [*Taxillus chinensis* (DC.) Danser] 的干燥带叶茎枝。

生境 寄生于枸、槐、榆、木棉、朴等树上。主产于福建、台湾、广东、广西、云南等地。

采收 冬季至次春采割，除去粗茎，切段，干燥，或蒸后干燥。

功用 苦、甘、平。归肝、肾经。补肝肾，强筋骨，祛风湿，安胎元。用于风湿痹痛，腰膝酸软，筋骨无力，崩漏经多，妊娠漏血，胎动不安，高血压。

验方 ①冻伤：桑寄生300克，制成干浸膏，茶油调敷。②胎动腹痛：桑寄生50克，阿胶（炒）、艾叶各25克，水煎，去渣温服。③风湿性关节炎：桑寄生、玉竹各30克，鹿衔草、白芍、白术、牛膝、茯苓各15克，炙甘草9克，水煎服，每日1剂，分2次服用。④肾虚胎动不安：桑寄生、苎麻根各15克，杜仲、艾叶各10克，水煎服。⑤风湿腰腿痛：桑寄生、当归、秦艽、独活各9克，水煎服。⑥高血压：桑寄生、豨莶草各15克，夏枯草50克，牛膝12克，水煎服。

祛风湿药 → 祛风湿、强筋骨药

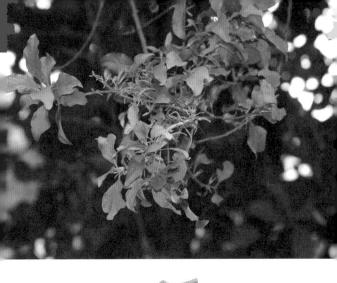

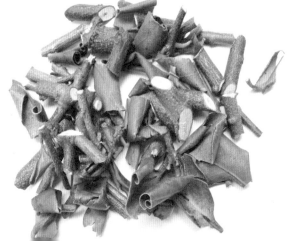

狗脊

别名 苟脊、扶筋、狗青、黄狗头、金狗脊、金毛狗脊。

来源 本品为蚌壳蕨科植物金毛狗脊 [*Cibotium barometz* (L.) J. Sm.] 的干燥根茎。

生境 生长于山脚沟边及林下阴处酸性土上。主产于四川、广东、贵州、浙江、福建等地。均为野生。

采收 秋、冬两季采挖，除去泥沙，干燥，或去硬根、叶柄及金黄色茸毛，切厚片，干燥，为"生狗脊片"；蒸后晒至六七成干，切厚片，干燥，为"熟狗脊片"。

功用 苦、甘、温。归肝、肾经。补肝肾，强腰膝，祛风湿。用于腰膝酸软，下肢无力，风湿痹痛。

验方 ①骨质增生症：狗脊、熟地黄、枸杞、川牛膝、补骨脂、桑寄生各15克，杜仲、菟丝子各12克，淫羊藿9克，水煎服。②腰肌劳损、腰膝酸软无力：狗脊、地龙、威灵仙、穿山甲各15克，独活10克，骨碎补、补骨脂各12克，水煎服。③风湿痹痛、手足麻木：狗脊、牛膝、木瓜、海风藤各9克，桑枝、桂枝、松节、秦艽、炒续断各6克，水煎服。

祛风湿药 → 祛风湿、强筋骨药

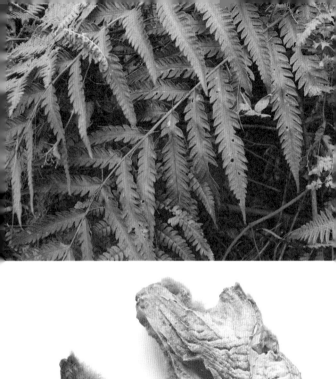
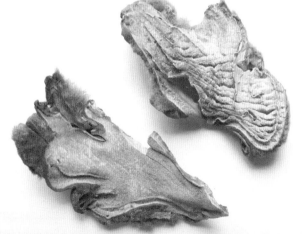

千年健

别名 一包针、千年见、千颗针。

来源 本品为天南星科植物千年健 [*Homalomena occulta* (Lour.) Schott] 的干燥根茎。

生境 生长于树木繁茂的阔叶林下、土质疏松肥沃的坡地、河谷或溪边阴湿地。主产于广西、云南等地。

采收 春、秋两季采挖，洗净，除去外皮，晒干。

功用 苦、辛，温。归肝、肾经。祛风湿，壮筋骨。用于风寒湿痹，腰膝冷痛，下肢拘挛麻木。

验方 ①风湿性关节炎：千年健、海风藤、青风藤、桑寄生各15克，独活、羌活各10克，水煎服。②跌打损伤、瘀滞肿痛：鲜千年健60克，捣烂调酒外敷。③肢体麻木、下肢无力：千年健、牛膝、五加皮、木瓜各15克，浸酒服。④跌打损伤、瘀滞肿痛：千年健、川芎各10克，红花8克，水煎服。

祛风湿药 → 祛风湿、强筋骨药

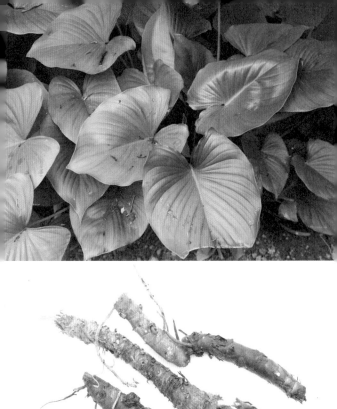
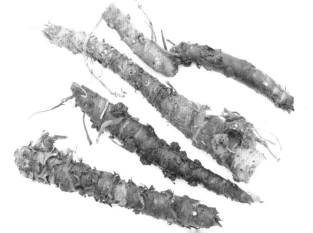

鹿衔草

别名　鹿蹄草、破血丹、鹿安茶、纸背金牛草。

来源　本品为鹿蹄草科植物鹿蹄草 (*Pyrola calliantha* H. Andres)或普通鹿蹄草 (*Pyrola decorata* H. Andres) 的干燥全草。

生境　生长于庭院和岩石园中的潮湿地。产于全国大部分地区。

采收　全年均可采挖，除去杂质，晒至叶片较软时，堆置至叶片变紫褐色，晒干。

功用　甘、苦，温。归肝、肾经。祛风湿，强筋骨，止血，止咳。用于风湿痹痛，腰膝无力，月经过多，久咳劳嗽。

验方　①**肾虚腰痛、神疲乏力**：鹿衔草、熟地黄、黄芪、山药、补骨脂、菟丝子、杜仲、怀牛膝、白芍各15克，当归10克，水煎服。②**小便清长或尿频、阳痿**：鹿衔草30克，猪蹄1对，炖食。③**外伤出血**：鲜鹿衔草适量，捣烂外敷。④**风湿性关节炎**：鹿衔草、海风藤各15克，苍术、羌活各6克，桂枝9克，地龙5克，水煎服。⑤**慢性咳嗽（慢性支气管炎、肺结核引起的）**：鹿衔草15克，百部9克，水煎服。⑥**肺结核咯血**：鹿衔草、白及各20克，水煎服。

祛风湿药 → 祛风湿、强筋骨药

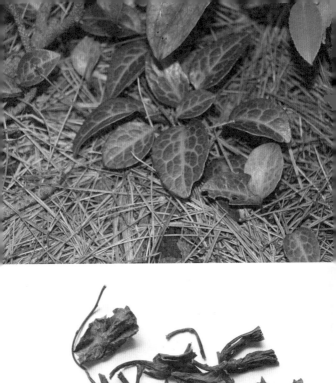
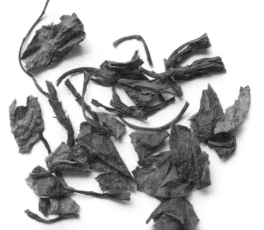

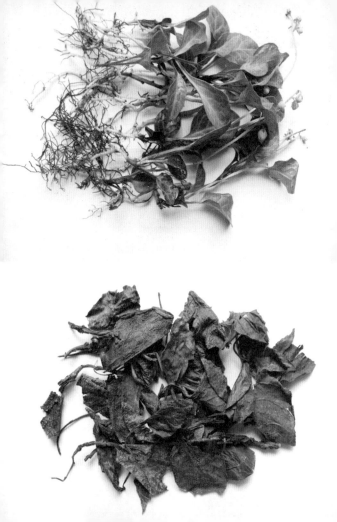

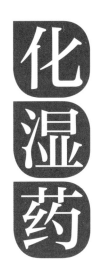

化湿药

广藿香

GUANG HUO XIANG

别名 藿香、海藿香。

来源 本品为唇形科植物广藿香 [*Pogostemon cablin* (Blanco) Benth.] 的干燥地上部分。

生境 生长于向阳山坡。主产于广东、海南、台湾、广西、云南等地。

采收 枝叶茂盛时采割，日晒夜闷，反复至干。

功用 辛，微温。归脾、胃、肺经。芳香化浊，开胃止呕，发表解暑。用于湿浊中阻，脘痞呕吐，暑湿表证，发热倦怠，胸闷不舒，寒湿闭暑，腹痛吐泻，鼻渊头痛。

验方 ①胎气不安：广藿香、香附、甘草各10克，研末，每次10克，入盐少许，沸汤服之。②口臭：广藿香洗净，煎汤，漱口。③冷露疮烂：广藿香叶、细茶各等份，烧灰，油调涂贴之。④过敏性鼻炎：广藿香、苍耳子、辛夷、连翘各10克，升麻6克，将药材浸泡于水中，约半小时，用大火煮开，每日1～2次。⑤预防感冒：广藿香、生甘草各6克，射干、桑叶各10克，板蓝根30克，金银花、绵马贯众、桔梗各12克，连翘15克，水煎服。

化湿药 → 祛风湿、强筋骨药

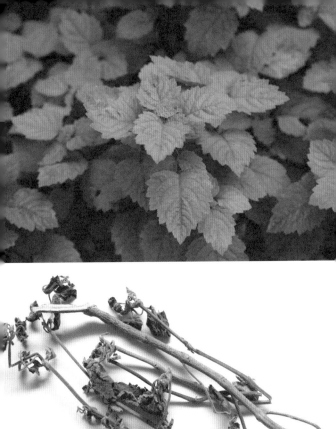

佩兰

别名 兰草、水香、大泽兰、燕尾香、都梁香、针尾凤。

来源 本品为菊科植物佩兰 (*Eupatorium fortunei* Turcz.) 的干燥地上部分。

生境 生长于路边灌丛或溪边。野生或栽培。主产于河北、陕西、山东、江苏、安徽、浙江、江西、湖北、湖南、广东、广西、四川、贵州、云南等地。

采收 夏、秋两季分两次采割，除去杂质，晒干。

功用 辛，平。归脾、胃、肺经。芳香化湿，醒脾开胃，发表解暑。用于湿浊中阻，脘痞呕恶，口中甜腻，口臭，多涎，暑湿表证，湿温初起，发热倦怠，头胀胸闷。

验方 ①夏季伤暑：佩兰10克，鲜莲叶15克，滑石18克，甘草3克，水煎服。②消化不良、口中甜腻：佩兰12克，淡竹叶、地豆草各10克，水煎服。③流行性感冒：佩兰10克，大青叶15克，水煎服，连服3～5日。

　　化湿药 → 祛风湿、强筋骨药

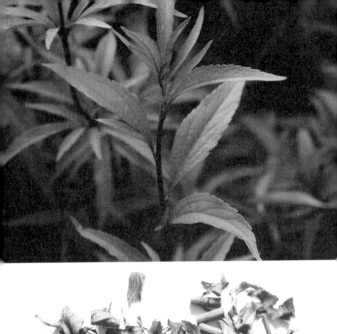

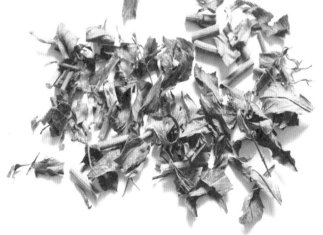

苍术

别名 赤术、仙术、茅术、青术。

来源 本品为菊科植物茅苍术 [*Atractylodes lancea* (Thunb.) DC.] 或北苍术 [*Atractylodes chinensis* (DC.) Koidz.] 的干燥根茎。

生境 生长于山坡、林下及草地。主产于东北、华北、山东、河南、陕西等地。

采收 春、秋两季采挖，除去泥沙，晒干，去须根。

功用 辛、苦，温。归脾、胃、肝经。燥湿健脾，祛风散寒，明目。用于湿阻中焦，脘腹胀满，泄泻，水肿，脚气痿躄，风湿痹痛，风寒感冒，夜盲，眼目昏涩。

验方 ①湿疹：苍术、黄柏、煅石膏各等份，研末敷患处。②风湿性关节炎：苍术、黄柏各9克，忍冬藤30克，水煎服。③脾虚气陷型胃下垂：苍术15克，加水煎煮或用沸水浸泡，每剂可煎煮2次或冲泡3杯，每日1剂，连续服用1个月。④腰痛伴不能弯腰：苍术15克，白术30克，薏苡仁20克，水煎服。⑤感冒：苍术50克，细辛10克，侧柏叶15克，共研细末，每日4次，每次7.5克，开水冲服，葱白为引，生吃。

化湿药 → 祛风湿、强筋骨药

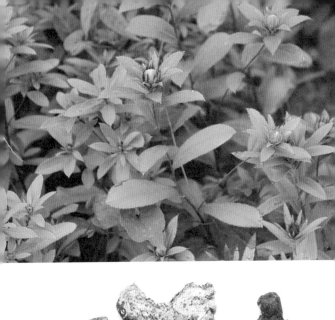

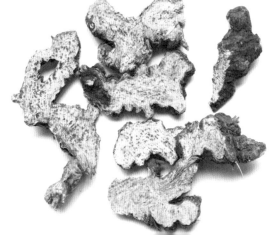

厚朴

别名 川朴、烈朴、重皮、赤朴、厚皮。

来源 本品为木兰科植物厚朴 (*Magnolia officinalis* Rehd. et Wils.) 或凹叶厚朴 (*Magnolia officinalis* Rehd. et Wils. var. *biloba* Rehd. et Wils.) 的干燥干皮、根皮及枝皮。

生境 常混生于落叶阔叶林内或生长于常绿阔叶林缘。主产于陕西、甘肃、四川、重庆、贵州、湖北、湖南、广西等地。

采收 4～6月剥取根皮及枝皮，直接阴干；干皮置沸水中微煮后，堆置于阴湿处，"发汗"至内表面变紫褐色或棕褐色时，蒸软，取出，卷成筒状，干燥。

功用 苦、辛，温。归脾、胃、肺、大肠经。燥湿消痰，下气除胀满。用于湿滞伤中，脘痞吐泻，食积气滞，腹胀便秘，痰饮喘咳。

验方 ①腹泻伴消化不良：厚朴、黄连各9克，水煎，空腹服。②肠道寄生虫：厚朴、槟榔各6克，乌梅2个，水煎服。③便秘：厚朴、枳实各9克，大黄6克，水煎服。

化湿药 → 祛风湿、强筋骨药

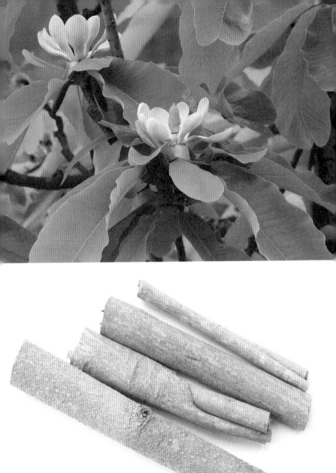

砂仁

别名 春砂仁、缩砂仁、缩砂蜜。

来源 本品为姜科植物阳春砂 (*Amomum villosum* Lour.) 等的干燥成熟果实。

生境 生长于气候温暖、潮湿、富含腐殖质的山沟林下阴湿处。主产于广东、广西、云南和福建等地。

采收 夏、秋两季果实成熟时采收，晒干或低温干燥。

功用 辛，温。归脾、胃、肾经。化湿开胃，温脾止泻，理气安胎。用于湿浊中阻，脘痞不饥，脾胃虚寒，呕吐泄泻，妊娠恶阻，胎动不安。

验方 ①胎动不安：砂仁5克，紫苏梗9克，莲子60克。先将莲子用净水浸泡半天，再入锅中加水煮炖至九成熟时加入紫苏梗、砂仁，用文火煮至莲子熟透即可，吃莲子喝汤。每日1剂，连用5～7日。②妊娠呕吐：砂仁适量，研为细末，每次6克，姜汁少许，沸汤服。③浮肿：砂仁、蝼蛄各等份，焙燥研细末，每次3克，以温黄酒和水各半送服，每日2次。

化湿药 → 祛风湿、强筋骨药

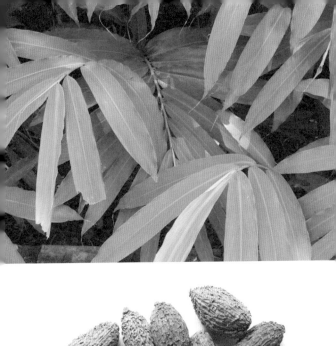

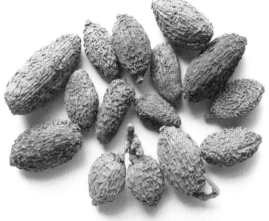

草豆蔻

别名 豆蔻、偶子、草蔻、草果、草蔻仁。

来源 本品为姜科植物草豆蔻 (*Alpinia katsumadai* Hayata) 的干燥近成熟种子。

生境 生长于林缘、灌木丛或山坡草丛中。主产于广东、福建、台湾、海南、广西等地。

采收 夏、秋两季采收，晒至九成干，或用水略烫，晒至半干，除去果皮，取出种子团，晒干。

功用 辛，温。归脾、胃经。燥湿行气，温中止呕。用于寒湿内阻，脘腹胀满冷痛，嗳气呕逆，不思饮食。

验方 ①心腹胀满：草豆蔻50克，去皮为末，每次2克，以木瓜生姜汤调服。②慢性胃炎：草豆蔻炒黄研末，每次3克，温开水送服，每日3次。③中暑受热、恶心呕吐、腹痛泄泻、胸中满闷、晕车晕船、水土不服：草豆蔻、砂仁、青果、肉桂、槟榔、橘皮、茯苓、小茴香各30克，甘草250克，木香45克，红花、丁香各15克，薄荷27克，冰片9克，麝香0.3克。糊丸，每次10粒，温开水送服；平时每次2~3粒，含化。

化湿药 → 祛风湿、强筋骨药

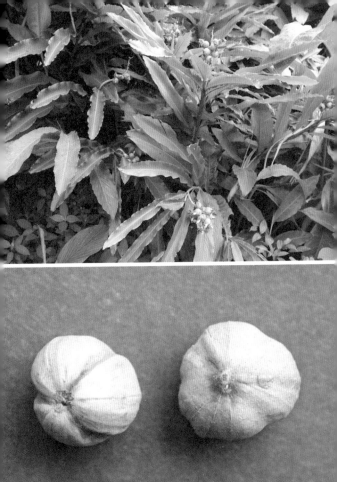

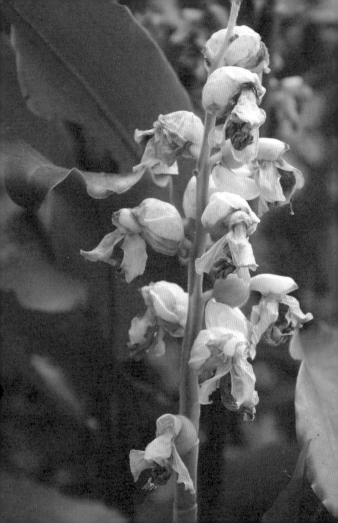

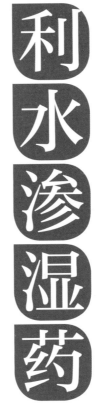

利水渗湿药

利水消肿药　利尿通淋药　利湿退黄药

茯苓

FU LING

别名 茯菟、茯灵、松薯、云苓。

来源 本品为多孔菌科真菌茯苓 [*Poria cocos* (Schw.) Wolf] 的干燥菌核。

生境 生长于松科植物赤松或马尾松等的树根上，深入地下20～30厘米。主产于湖北、安徽、河南、云南、贵州、四川等地。

采收 多于7—9月采挖，挖出后除去泥沙，堆置"发汗"后，摊开晾至表面干燥，再"发汗"，反复数次至出现皱纹、内部水分大部分散失后，阴干，称为"茯苓个"，或将鲜茯苓按不同部位切制，阴干，分别称为"茯苓皮"及"茯苓块"。

功用 甘、淡，平。归心、肺、脾、肾经。利水渗湿，健脾，宁心。用于水肿尿少，痰饮眩悸，脾虚食少，便溏泄泻，心神不安，惊悸失眠。

验方 ①斑秃：茯苓粉，每日2次，每次6克或临睡前10克吞服，或用茯苓皮水煎内服。②蛋白尿：茯苓9～15克，每日1剂，水煎服。③心虚梦泻、小便白浊：茯苓10克，研末，用米汤送服，每日2次。④小便失禁：茯苓（去黑皮）、干山药各等份，为细末，每次6克，每日1次，稀米汤调匀饮之。

利水渗湿药 → 利水消肿药

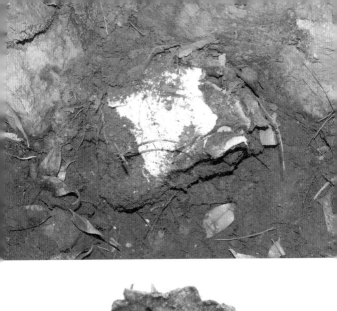

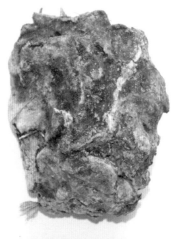

薏苡仁

别名 薏米、苡仁、薏珠子、回回米、薏仁。

来源 本品为禾本科植物薏米 [*Coix lacryma-jobi* L. var. *mayuen* (Roman.) Stapf] 的干燥成熟种仁。

生境 生长于河边、溪潭边或阴湿山谷中。我国各地均有栽培，长江以南各地有野生。

采收 秋季果实成熟时采割植株，晒干，打下果实，再晒干，除去外壳、黄褐色种皮及杂质，收集种仁。

功用 甘、淡，凉。归脾、胃、肺经。健脾止泻，利水渗湿，除痹，排脓，解毒散结。用于水肿，脚气，脾虚泄泻，小便不利，湿痹拘挛，肺痈，肠痈，癌肿，赘疣。

验方 ①扁平疣：生薏苡仁末、白砂糖各30克，拌匀，每次1匙，开水冲服，每日3次，7～10日为1个疗程。②尿路结石：薏苡仁茎、叶、根适量（鲜品约250克，干品减半），水煎服，每日2～3次。③慢性结肠炎：薏苡仁500克，山药100克，炒黄研粉，每次2匙，每日2次，温水、红糖水或蜂蜜水冲服。

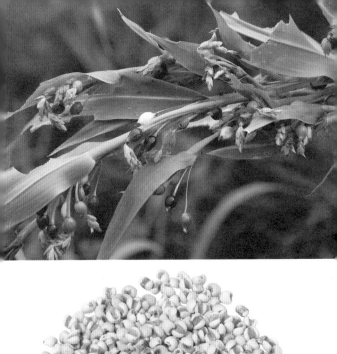

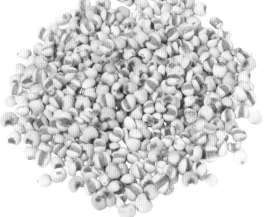

猪苓

别名 猪茯苓、野猪食、地乌桃、猪屎苓。

来源 本品为多孔菌科真菌猪苓 [*Polyporus umbellatus* (Pers.) Fries] 的干燥菌核。

生境 生长于向阳山地、林下、富含腐殖质的土壤中。主产于陕西、云南等地，河南、甘肃、山西、吉林、四川等地也有分布。

采收 春、秋两季采挖，除去泥沙，干燥。

功用 甘、淡、平。归肾、膀胱经。利水渗湿。用于小便不利，水肿，泄泻，淋浊，带下。

验方 ①水肿、小便不利：猪苓、泽泻、茯苓、滑石粉各12克，水煎服。②痰饮呕吐、吐后思水：猪苓、茯苓、白术各等份，研末，每次6克，开水调下，每日2~3次。③急性肾炎、全身浮肿、口渴、小便不利：猪苓20克，水煎服，每日2次。④渴欲饮水，水入则吐：猪苓（去皮）10克，白术、茯苓各9克，泽泻12克，水煎服，每日2次。⑤尿急、尿频、尿痛：猪苓、萹蓄、车前子各10克，木通6克，水煎服，每日2次。

利水渗湿药 → 利水消肿药

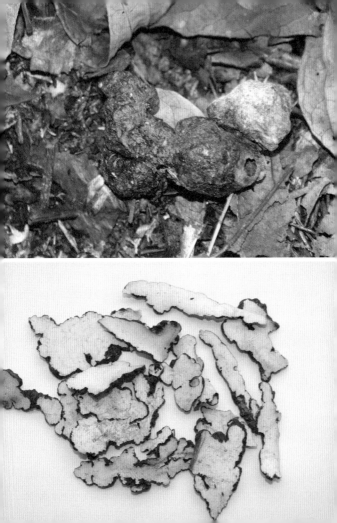

泽泻

别名　水泽、水泻、泽芝、芒芋、如意花、一枝花。

来源　本品为泽泻科植物东方泽泻 [*Alisma orientalis* (Sam.) Juzep.] 或泽泻 (*Alisma plantago-aquatica* Linn.) 的干燥块茎。

生境　生长于沼泽边缘，幼苗喜荫蔽，成株喜阳光，怕寒冷，在海拔800米以下地区，一般都可栽培。主产于福建、四川、江西等地。

采收　冬季茎叶开始枯萎时采挖，洗净，干燥，除去须根及粗皮。

功用　甘、淡、寒。归肾、膀胱经。利水渗湿，泻热，化浊除脂。用于小便不利，水肿胀满，泄泻尿少，痰饮眩晕，热淋涩痛，脂血症。

验方　①水肿，小便不利：泽泻、白术各12克，车前子9克，茯苓皮15克，西瓜皮24克，水煎服。②肠炎泄泻：泽泻10克，黄连6克，马齿苋15克，水煎服。③湿热黄疸：泽泻、茵陈各50克，滑石15克，水煎服。④耳源性眩晕：泽泻、茯苓、白术各20克，化橘红、干姜、桂枝各15克，水煎服。⑤妊娠水肿：泽泻、桑白皮、槟榔、赤茯苓各1.5克，姜水煎服。

　　利水渗湿药 → 利水消肿药

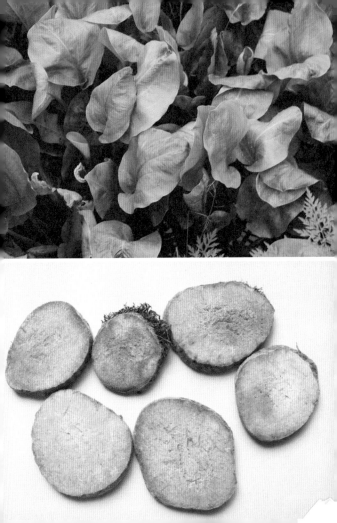

香加皮

别名 臭五加、杠柳皮、山五加皮、北五加皮、香五加皮。

来源 本品为萝藦科植物杠柳 (*Periploca sepium* Bge.) 的干燥根皮。

生境 生长于河边、山野、沙质地。主产于吉林、辽宁、内蒙古、河北、山西、陕西、四川等地。

采收 春、秋两季采挖，剥取根皮，晒干。

功用 辛、苦，温；有毒。归肝、肾、心经。利水消肿，祛风湿，强筋骨。用于风寒湿痹，腰膝酸软，心悸气短，下肢浮肿。

验方 ①水肿：香加皮7.5～15克，水煎服。②水肿、小便不利：香加皮、陈皮、茯苓皮、生姜皮、大腹皮各15克，水煎服。③筋骨软弱、脚痿行迟：香加皮、牛膝、木瓜各等份，共为末，每次5克，每日3次。④风湿性关节炎、关节拘挛疼痛：香加皮、白鲜皮、穿山龙各25克，用白酒泡24小时，每日服10毫升。

　　利水渗湿药 → 利水消肿药

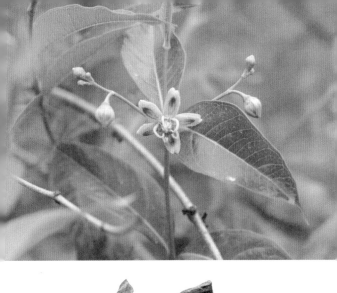

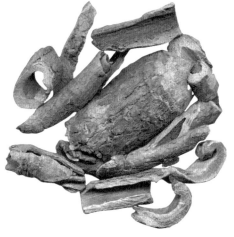

广金钱草

别名 假花生、山地豆、落地金钱草。

来源 本品为豆科植物广金钱草 [*Desmodium styracifolium* (Osb.) Merr.] 的干燥地上部分。

生境 生长于荒地草丛中，或经冲刷过的山坡上。主产于福建、广东、广西、湖南等地。

采收 夏、秋两季采割，除去杂质，晒干。

功用 甘、淡、凉。归肝、肾、膀胱经。利湿退黄，利尿通淋。用于热淋，石淋，黄疸尿赤，小便涩痛，水肿尿少。

验方 ①膀胱结石：广金钱草60克，海金沙15克，水煎服。②肾结石：广金钱草18克，大茴香、小茴香各7.5克，大黄（后下）15克，萹蓄50克，净水3碗，煎至1碗服，并多饮黄豆卷汤，助肾结石加速排出。③黄疸：广金钱草30克，水煎服。④小儿疳积：广金钱草适量，煮猪瘦肉食。

利水渗湿药 → 利水消肿药

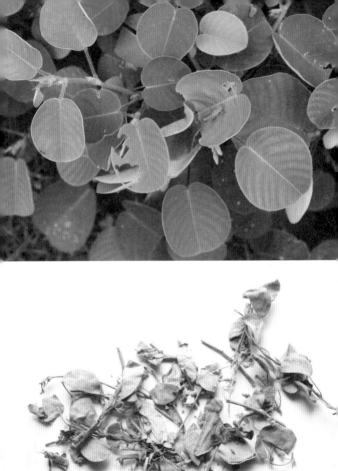

三白草

别名 水木通、白水鸡、三点白。

来源 本品为三白草科植物三白草 [*Saururus chinensis* (Lour.) Baill.] 的干燥根茎或全草。

生境 生长于沟旁、沼泽等低湿及近水的地方。主产于河北、山东、安徽、江苏、浙江、广东、湖南、湖北、江西、四川、重庆等地。

采收 根茎秋季采挖。全草全年均可采挖，洗净，晒干。

功用 甘、辛，寒。归肺、膀胱经。清热解毒，利尿消肿。主治小便不利，淋沥涩痛，白带，尿路感染，肾炎水肿。外治疮疡肿毒，湿疹。

验方 ①乳汁不足：鲜三白草根50克，猪前脚1节，水煎，服汤食肉，每日1剂。②妇女白带：鲜三白草根100克，猪瘦肉200克，水煎，服汤食肉，每日1剂。③风湿痹痛：三白草根、牛膝根、白茅根、毛竹根各9～15克，水煎服，红糖、米酒为引。

利水渗湿药 → 利水消肿药

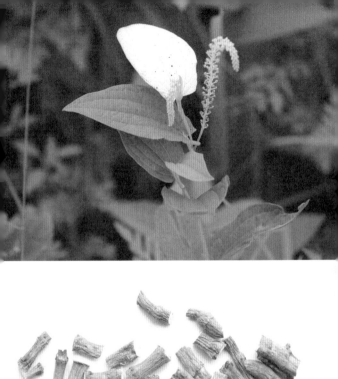

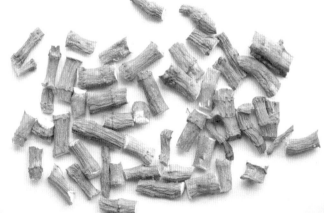

车前子

CHE QIAN ZI

别名　车前实、蛤蟆衣子、凤眼前仁、猪耳朵穗子。

来源　本品为车前科植物车前 (*Plantago asiatica* L.) 或平车前 (*Plantago depressa* Willd.) 的干燥成熟种子。

生境　生长于山野、路旁、沟旁及河边。分布于全国各地。

采收　夏、秋两季种子成熟时采收果穗，晒干，搓出种子，除去杂质。

功用　甘，微寒。归肝、肾、肺、小肠经。清热利尿，渗湿止泻，通淋，明目，祛痰。用于水肿胀满，热淋涩痛，暑湿泄泻，目赤肿痛，痰热咳嗽。

验方　①尿血、尿痛（热性病引起的）：车前子晒干为末，每次10克，车前叶煎汤下。②阴下痒痛：车前子煮汁频洗。③风热目暗、涩痛：车前子、黄连各50克，为末，饭后用温酒服5克，每日2次。④白带多、腹泻：车前子30克，用纱布包裹煎煮半小时后取出，再加粳米60克、茯苓粉30克同煮成粥，食用即可。⑤寒湿泻：车前子20克，藿香、炮姜各10克，水煎服。

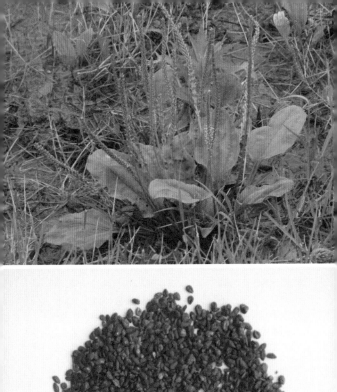

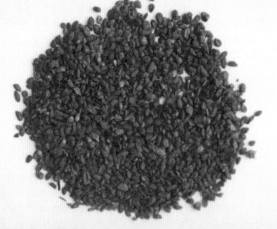

滑石

别名 脱石、液石、画石、脆石。

来源 本品为硅酸盐类矿物滑石族滑石，主要成分是含水硅酸镁 $[Mg_3(Si_4O_{10})(OH)_2]$。

生境 主产于山东、江苏、陕西、山西、辽宁等地。

采收 采挖后，除去泥沙及杂石。

功用 甘、淡，寒。归膀胱、肺、胃经。利尿通淋，清热解暑；外用祛湿敛疮。用于热淋，石淋，尿热涩痛，暑湿烦渴，湿热水泻；外治湿疹，湿疮，痱子。

验方 ①慢性肾盂肾炎：滑石、车前子各15克，金银花、蒲公英各20克，水煎服。②尿路感染：滑石、车前子各15克，布包煎代茶饮。③痱子：滑石、薄荷、生甘草各适量，研细末，洗净皮肤，外撒患处。④湿疹、湿疮：滑石粉、煅石膏各适量，黄柏30克，研细末，撒布患处。⑤前列腺炎：滑石30克，葱白50克，先将滑石研末，葱白单独煎汤，将滑石粉倒入汤内调匀服下。

　利水渗湿药 → 利尿通淋药

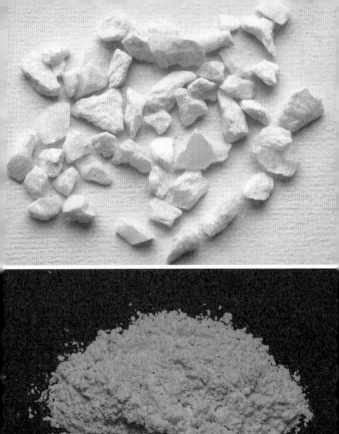
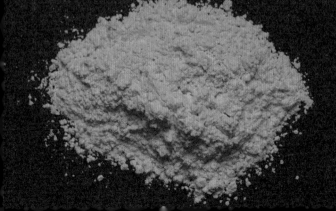

川木通

CHUAN MU TONG

别名 油木通、淮木通、白木通。

来源 本品为毛茛科植物小木通 (*Clematis armandii* Franch.) 或绣球藤(*Clematis montana* Buch.-Ham.) 的干燥藤茎。

生境 生长于林边及半阴处。主产于四川、湖南、陕西、贵州、湖北等地。

采收 春、秋两季采收，除去粗皮，晒干；或趁鲜切薄片，晒干。

功用 苦，寒。归心、小肠、膀胱经。利尿通淋，清心除烦，通经下乳。用于淋证，水肿，心烦尿赤，口舌生疮，湿热痹痛，经闭乳少。

验方 ①小儿心热（小肠有火，便亦淋痛，面赤狂躁，口糜舌疮，咬牙口渴）：川木通、生地黄、甘草（生）各等份，上研为末，每次15克，入竹叶，水煎服。②尿血（热性病引起的）：川木通、生地黄、牛膝、黄柏、天冬、五味子、麦冬、甘草各适量，同煎服。

利水渗湿药 → 利尿通淋药

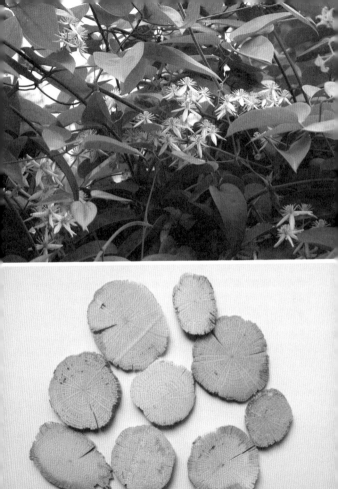

瞿麦

别名 大兰、大菊、巨句麦、麦句姜、竹节草。

来源 本品为石竹科植物瞿麦 (*Dianthus superbus* L.) 或石竹 (*Dianthus chinensis* L.) 的干燥地上部分。

生境 生长于山坡、田野、林下。主产于河北、四川、重庆、湖北、湖南、浙江、江苏等地。

采收 夏、秋两季花果期采割，除去杂质，干燥。

功用 苦，寒。归心、小肠经。利尿通淋，破血通经。用于热淋，血淋，石淋，小便不通，淋沥涩痛，经闭瘀阻。

验方 ①尿血、尿急、尿痛（热性病引起的）：瞿麦、白茅根、小蓟各15克，赤芍、生地黄各12克，水煎服。②湿疹、阴痒：鲜瞿麦60克，捣汁外涂或煎汤外洗。③闭经、痛经：瞿麦、丹参各15克，赤芍、桃仁各8克，水煎服。④卵巢囊肿：瞿麦50克，加水1升，开锅后文火煎20分钟，取汁代茶饮，连续服用30～60日。

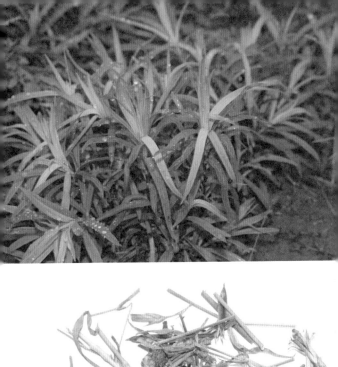

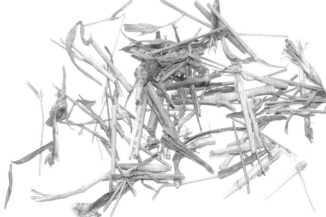

萹蓄

别名 萹竹、竹节草、地萹蓄、萹蓄蓼、大蓄片。

来源 本品为蓼科植物萹蓄 (*Polygonum aviculare* L.) 的干燥地上部分。

生境 生长于路旁、田野。全国各地均产。

采收 夏季叶茂盛时采收，除去根及杂质，晒干。

功用 苦，微寒。归膀胱经。利尿通淋，杀虫，止痒。用于热淋涩痛，小便短赤，虫积腹痛，皮肤湿疹，阴痒带下。

验方 ①牙痛：萹蓄50~100克，水煎2次，混合后分2次服用，每日1剂。②热淋涩痛：萹蓄煎汤频饮。③尿热尿黄：萹蓄适量，取汁顿服。④肛门湿痒或痔疮初起：萹蓄100~150克，煎汤，趁热先熏后洗。⑤湿性足癣：萹蓄、大黄各10克，蛇床子15克，水煎汤泡足，每日1次，另外加用癣药水外涂患部，早、晚各1次。⑥小便赤涩、血尿（热性病引起的）：萹蓄、瞿麦、车前子、栀子、滑石、甘草（炙）、木通、大黄各500克，研为散，每次6克，用灯心草煎水送服。

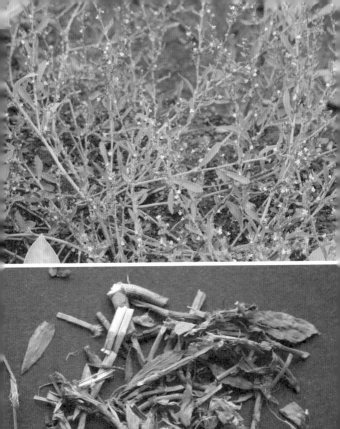
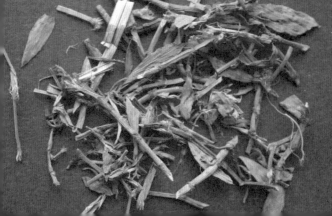

地肤子

别名 扫帚子、竹帚子、帚菜子、铁帚把子。

来源 本品为藜科植物地肤 [Kochia scoparia (L.) Schrad.] 的干燥成熟果实。

生境 生长于山野荒地、田野、路旁或庭园。主产于江苏、山东、河南、河北等地。

采收 秋季果实成熟时采收植株，晒干，打下果实，除去杂质。

功用 辛、苦，寒。归肾、膀胱经。清热利湿，祛风止痒。用于小便涩痛，阴痒带下，风疹，湿疹，皮肤瘙痒。

验方 ①孕期尿路感染：地肤子12克，水煎服。②疝气：地肤子炒香，研末，每次3克，酒送服。③风疹瘙痒：地肤子、荆芥各15克，蝉蜕6克，生地黄20克，水煎服。④急性乳腺炎：地肤子50克，红糖适量，将地肤子水煎后加入红糖，每日1剂，趁热服下，取微汗。

利水渗湿药 → 利尿通淋药

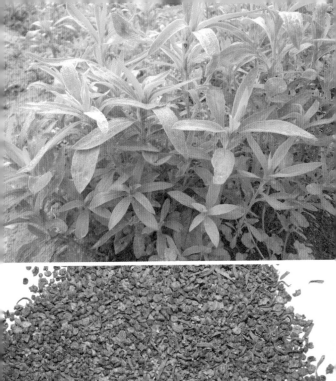

石韦

别名 石皮、石兰、石剑、七星剑、飞刀剑、金星草。

来源 本品为水龙骨科植物石韦 [*Pyrrosia lingua* (Thunb.) Farwell]、庐山石韦 [*Pyrrosia sheareri* (Bak.) Ching] 或有柄石韦 [*Pyrrosia petiolosa* (Christ) Ching] 的干燥叶。

生境 生长于山野的岩石上或树上。主产于我国长江以南各地。

采收 全年均可采收，除去根茎及根，晒干或阴干。

功用 甘、苦，微寒。归肺、膀胱经。利尿通淋，清肺止咳，凉血止血。用于热淋，血淋，石淋，小便不通，淋沥涩痛，吐血，衄血，尿血，崩漏，肺热喘咳。

验方 ①慢性支气管炎、支气管哮喘：石韦、鱼腥草各15克，黄芩、浙贝母各8克，水煎服。②急性膀胱炎、尿路感染：石韦30克，车前草20克，滑石18克，甘草3克，水煎服。③气热咳嗽：石韦、槟榔各等份，为末，每次10克，姜汤送下。④急性结石发作、绞痛：石韦、乌药各60克，白芍90克，甘草10克，水煎服。

利水渗湿药 → 利尿通淋药

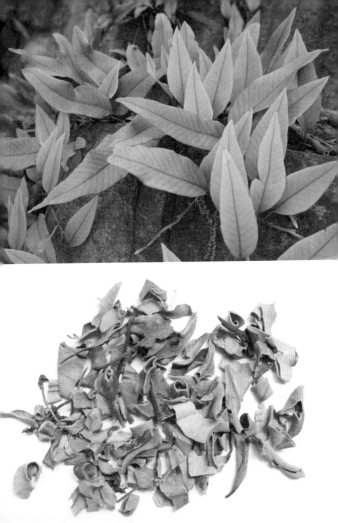

灯心草

别名 赤须、灯心、灯草、碧玉草、虎须草。

来源 本品为灯心草科植物灯心草 (*Juncus effusus* L.) 的干燥茎髓。

生境 生长于池旁、河边、稻田旁、水沟边、草地上或沼泽湿处。主产于江苏、湖南、四川、云南、贵州等地。

采收 夏末至秋季割取茎，晒干，取出茎髓，理直，扎成小把。

功用 甘、淡，微寒。归心、肺、小肠经。清心火，利小便。用于心烦失眠，尿少涩痛，口舌生疮。

验方 ①水肿：灯心草90克，水煎服。②膀胱炎、尿道炎、肾炎水肿：鲜灯心草30~60克，鲜车前草60克，海金沙、薏苡仁各30克，水煎服。③小儿心烦夜啼：灯心草15克，煎2次，分2次服用。④失眠：灯心草适量，煎水代茶喝。⑤急、慢性咽炎：灯心草、红花各适量烧灰，每次5克，酒送服。⑥湿热黄疸：灯心草根200克，加酒、水各半，煮半日，露一夜，温服。⑦鼻血不止：灯心草50克，研为末，加朱砂5克，每次10克，米汤送下。

292 I 293   百草良方速认速查小红书

利水渗湿药 → 利尿通淋药

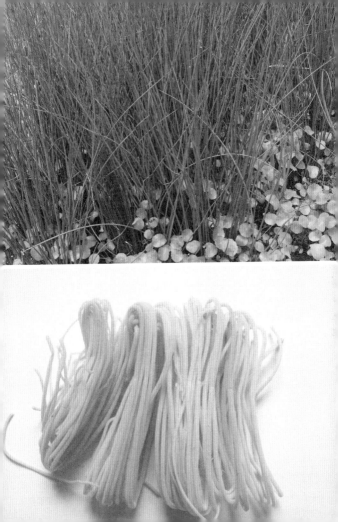

茵陈

YIN CHEN

别名 臭蒿、绒蒿、茵陈蒿、婆婆蒿。

来源 本品为菊科植物茵陈蒿 (*Artemisia capillaris* Thunb.) 或滨蒿 (*Artemisia scoparia* Waldst. et Kit.) 的干燥地上部分。

生境 生长于路边或山坡。主产于陕西、山西、安徽等地。

采收 春季幼苗高6～10厘米时采收或秋季花蕾长成时采割，除去杂质及老茎，晒干。春季采收的习称"绵茵陈"，秋季采割的习称"茵陈蒿"。

功用 苦、辛，微寒。归脾、胃、肝、胆经。清湿热，退黄利疸。用于黄疸尿少，湿疮瘙痒，湿温暑湿，黄疸型肝炎。

验方 ①口腔溃疡：茵陈30克，煎汤内服或漱口。②遍身风痒生疥疮：茵陈适量，煮浓汁洗患处。③肝炎阴黄：茵陈15克，生姜60克，大枣12克，水煎服。④黄疸：茵陈20克，郁金、佩兰各10克，板蓝根30克，水煎服。⑤黄疸胁痛：茵陈30克，大黄、栀子、厚朴各15克，川楝子10克，水煎服，每日1剂。

利水渗湿药 → 利湿退黄药

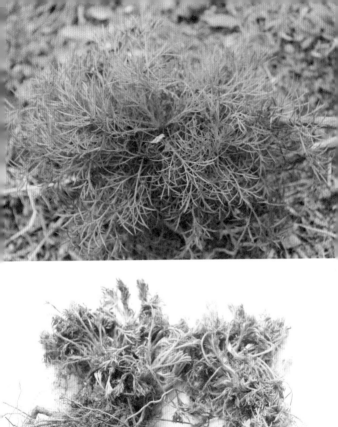
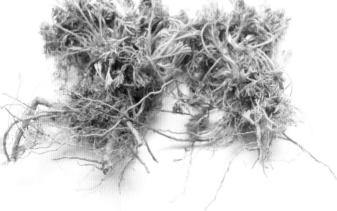

金钱草

别名 对座草、过路黄、对叶金钱草、大叶金钱草。

来源 本品为报春花科植物过路黄 (*Lysimachia christinae* Hance)的干燥全草。

生境 生长于山坡路旁、沟边以及林缘阴湿处。主产于四川、山西、陕西、云南、贵州等地。

采收 夏、秋两季采收，除去杂质，晒干。

功用 甘、咸，微寒。归肝、胆、肾、膀胱经。利湿退黄，利尿通淋，解毒消肿。用于湿热黄疸，胆胀胁痛，石淋，热淋，小便涩痛，痈肿疔疮，毒蛇咬伤，肝胆结石，尿路结石。

验方 ①小便不利：金钱草、车前草、龙须草各25克，水煎服。②热淋：金钱草30克，黄芩、车前草各15克，甘草5克，水煎服，每日3次。③胆结石：金钱草、茵陈、海金沙各30克，郁金15克，枳壳、木香各12克，大黄（后下）10～15克，栀子、芒硝各10克，水煎服。④泌尿系统结石：金钱草120克，水煎服。⑤湿疹、稻田性皮炎、瘙痒：金钱草60克，煎汤外洗。

利水渗湿药 → 利湿退黄药

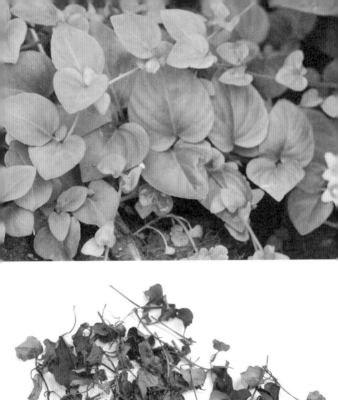
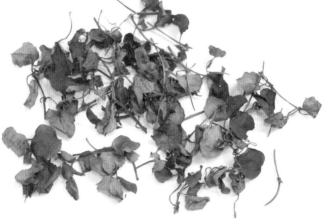

虎杖

别名 苦杖、斑杖、酸杖、蛇总管、阴阳莲、紫金龙。

来源 本品为蓼科植物虎杖 (*Polygonum cuspidatum* Sieb. et Zucc.) 的干燥根茎及根。

生境 生长于疏松肥沃的土壤，喜温和湿润气候，耐寒、耐涝。我国大部分地区均产。

采收 春、秋两季采挖，除去须根，洗净，趁鲜切短段或厚片，晒干。

功用 微苦，微寒。归肝、胆、肺经。利湿退黄，清热解毒，散瘀止痛，止咳化痰。用于湿热黄疸，淋浊，带下，风湿痹痛，经闭，症瘕，水火烫伤，跌打损伤，痈肿疮毒，咳嗽痰多。

验方 ①痈肿疮毒：虎杖、野菊花、千里光各15克，水煎服。②尿路感染：虎杖、萹蓄、车前草各15克，水煎服。③烧烫伤：虎杖粉1000克，浸入5000毫升75%的乙醇中1～2日，取浸液喷洒创面。

　利水渗湿药 → 利湿退黄药

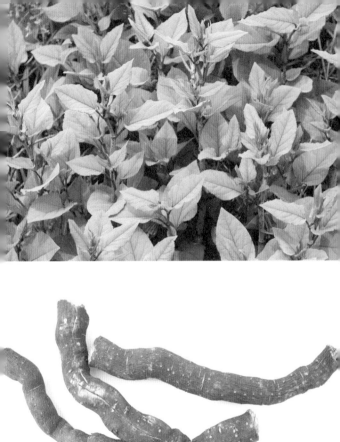

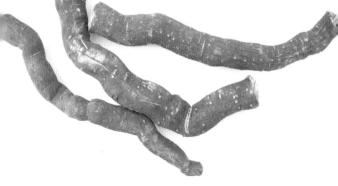

垂盆草

别名 狗牙齿、狗牙菜、半枝莲、三叶佛甲草。

来源 本品为景天科植物垂盆草 (*Sedum sarmentosum* Bunge) 的新鲜或干燥全草。

生境 生长于山坡岩石上或栽培。全国各地均有分布。

采收 夏、秋两季采收，除去杂质，鲜用或干燥。

功用 甘、淡，凉。归肝、胆、小肠经。利湿退黄，清热解毒。用于湿热黄疸，小便不利，痈肿疮疡，急、慢性肝炎。

验方 ①黄疸型肝炎：鲜垂盆草100克，煎2次去渣汁干，粳米100克，煮粥2餐分服。②肺脓肿：垂盆草30～60克，薏苡仁、冬瓜仁、鱼腥草各15克，水煎服。③高脂血症：垂盆草300克，半边莲200克，燕麦500克，共研细末，加白糖500克制成饼干，烘干装瓶，每餐50克。④尿血（非器质性疾病引起的）：垂盆草60克，白茅根30克，玄参15克，水煎服。⑤无名肿毒、创伤感染：鲜垂盆草、鲜青蒿、鲜大黄各等份，共捣烂敷患处。

利水渗湿药 → 利湿退黄药

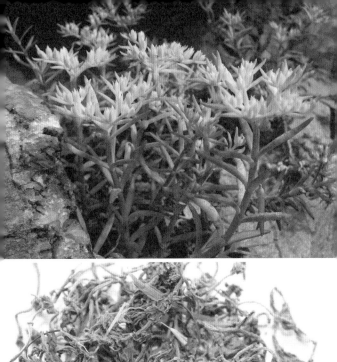

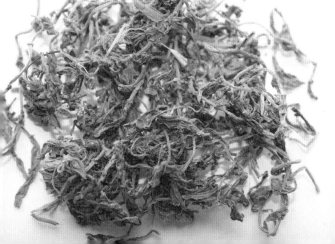

鸡骨草

别名 大黄草、黄食草、细叶龙鳞草、红母鸡草。

来源 本品为豆科植物广州相思子 (*Abrus cantoniensis* Hance) 的干燥全株。

生境 生长于丘陵地或山间、路旁灌丛中，常栽培于村边。主产于广西、广东等地。

采收 全年均可采挖，除去泥沙，干燥。

功用 甘、微苦，凉。归肝、胃经。利湿退黄，清热解毒，疏肝止痛。用于湿热黄疸，胁肋不舒，胃脘胀痛，急、慢性肝炎，乳腺炎。

验方 ①外感风热：鸡骨草60克，水煎服，每日2次。②丹毒：鸡骨草10克，白芍12克，牡丹皮9克，银柴胡、地骨皮各6克，水煎服。③小儿疳积：鸡骨草10克，独脚金6克，配猪肝少许，煎服。④湿热黄疸：鸡骨草60克，水煎服，每日2次。⑤肝硬化腹水、胃痛、风湿骨痛：鸡骨草30～60克，水煎服。

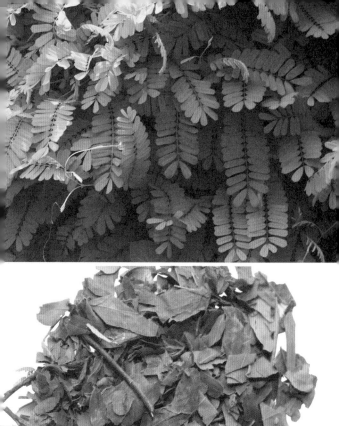
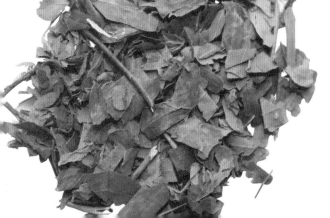

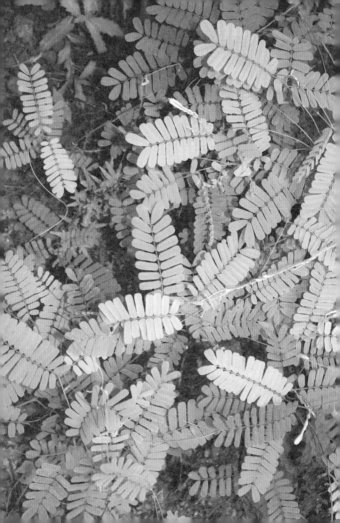

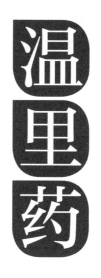

温里药

干姜

别名 白姜、均姜、干生姜。

来源 本品为姜科植物姜 (*Zingiber officinale* Rosc.) 的干燥根茎。

生境 生长于阳光充足、排水良好的沙质地。我国大部分地区有栽培。主产于四川、贵州等地。

采收 冬季采挖，除去须根及泥沙，晒干或低温干燥。趁鲜切片晒干或低温干燥者称为"干姜片"。

功用 辛，热。归脾、胃、肾、心、肺经。温中散寒，回阳通脉，温肺化饮。用于脘腹冷痛，呕吐泄泻，肢冷脉微，寒饮喘咳。

验方 ①中寒水泻：干姜（炮）研末，饮服10克。②崩漏、月经过多：干姜（炮）10克，艾叶15克，红糖适量，水煎服。③脾寒疟疾：干姜、高良姜等量，研末，每次6克，水冲服。④赤痢：干姜烧黑存性，候冷为末，每次3克，用米汤送饮。

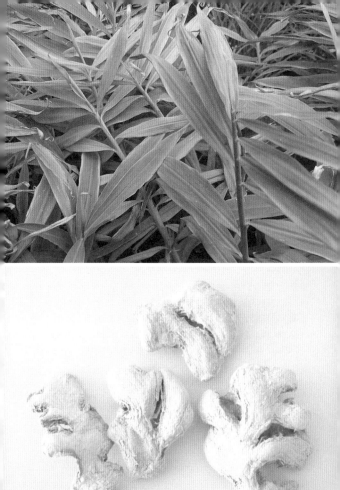

肉桂

别名 玉桂、牡桂、菌桂、筒桂、大桂、辣桂。

来源 本品为樟科植物肉桂 (*Cinnamomum cassia* Presl) 的干燥树皮。

生境 多为栽培。主产于云南、广西、广东、福建等地。

采收 多于秋季剥取，阴干。

功用 辛、甘，大热。归肾、脾、心、肝经。补火助阳，引火归元，散寒止痛，温通经脉。用于阳痿宫冷，腰膝冷痛，肾虚作喘，虚阳上浮，眩晕目赤，心腹冷痛，虚寒吐泻，寒疝腹痛，经闭，痛经。

验方 ①面赤口烂、腰痛足冷：肉桂、细辛各3克，玄参、熟地黄、知母各15克，水煎服。②腹寒腹痛：肉桂、丁香、吴茱萸等量，研细末，水调饼，贴于脐部。③腰痛：肉桂5克，杜仲15克，牛膝12克，水煎服。④胸痛、跌打损伤：肉桂、三七各5克，研末，以酒冲服。⑤冻疮：肉桂、干姜、辣椒各适量，浸茶油，外涂。

温里药 → 利湿退黄药

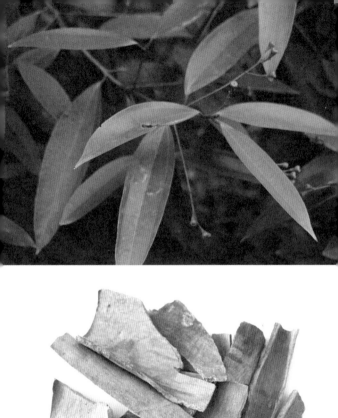

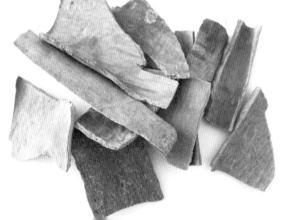

吴茱萸

别名 茶辣、曲药子、食茱萸、伏辣子、臭泡子。

来源 本品为芸香科植物吴茱萸 [*Euodia rutaecarpa* (Juss.) Benth.]、石虎 [*Euodia rutaecarpa* (Juss.) Benth. var. *officinalis* (Dode) Huang] 或疏毛吴茱萸 [*Euodia rutaecarpa* (Juss.) Benth. var. *bodinieri* (Dode) Huang] 的干燥近成熟果实。

生境 生长于温暖地带路旁、山地或疏林下。多为栽培。主产于我国长江流域以南各地。

采收 8～11月果实尚未开裂时，剪下果枝，晒干或低温干燥，除去枝、叶、果梗等杂质。

功用 辛、苦，热；有小毒。归肝、脾、胃、肾经。散寒止痛，降逆止呕，助阳止泻。用于厥阴头痛，寒疝腹痛，寒湿脚气，经行腹痛，脘腹胀痛，呕吐吞酸，五更泄泻；外治口疮，高血压。

验方 ①呕吐、吞酸：吴茱萸6克，黄连2克，水煎，少量频服。②头痛（下午及夜间剧烈）：吴茱萸16克，生姜31克，将吴茱萸研末，生姜捣烂，共炒热，喷一口白酒在药上，包于足心涌泉穴处。

温里药 → 利湿退黄药

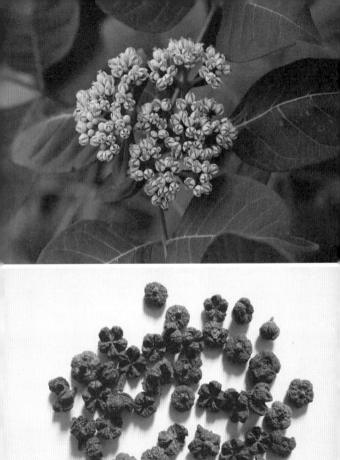

小茴香

别名 谷茴香、土茴香、野茴香、茴香子。

来源 本品为伞形科植物茴香 (*Foeniculum vulgare* Mill.) 的干燥成熟果实。

生境 各地有栽培。主产于山西、内蒙古、甘肃、辽宁等地。

采收 秋季果实初熟时采割植株，晒干，打下果实，除去杂质。

功用 辛，温。归肝、肾、脾、胃经。散寒止痛，理气和胃。用于寒疝腹痛、睾丸偏坠、痛经、睾丸鞘膜积液。

验方 ①疝气、小腹冷痛、胀满：小茴香、胡椒各15克，酒糊为丸，每次3克，温酒送下。②肝胃气滞、脘腹胁下胀痛：小茴香30克，枳壳15克，微炒研末，每次6克，温开水送下。③痛经：小茴香、当归、川芎、香附各10克，淡吴茱萸3克，姜半夏、炒白芍各12克，党参、延胡索各15克，炙甘草8克，加水煎至400毫升，温服，每日2次。④睾丸鞘膜积液：小茴香15～18克，川楝子（炒香）15克，橘核12～15克，猪苓18克，台乌药、海藻（另包，用水洗去盐分）各12克，青皮、赤芍各10克，蜜枣4枚，加水煎至400毫升，每日2次。

温里药 → 利湿退黄药

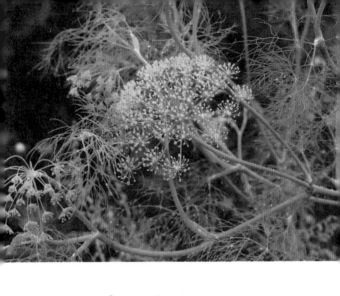

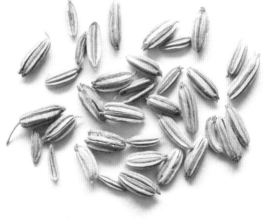

八角茴香

BA JIAO HUI XIANG

别名 八角、大茴香、八月珠、五香八角。

来源 本品为木兰科植物八角茴香 (*Illicium verum* Hook. f.) 的干燥成熟果实。

生境 生长于阴湿、土壤疏松的山地。主产于广东、广西等地。

采收 秋、冬两季果实由绿变黄时采摘，置于沸水中略烫后干燥或直接干燥。

功用 辛，温。归肝、肾、脾、胃经。温阳散寒，理气止痛。用于寒疝腹痛，肾虚腰痛，胃寒呕吐，脘腹冷痛。

验方 ①腰重刺胀：八角茴香10克，炒后研为末，饭前以酒调服。②小肠气坠：八角茴香50克，花椒25克，炒后研为末，每次5克，酒送下。③大小便闭、鼓胀气促：八角茴香7个，大麻仁25克，研为末，生葱白7根，同研煎汤，调五苓散末服之，每日1剂。④风火牙痛：八角茴香适量，烧灰，乌头10克，熬水一茶杯送下。

　　温里药 → 利湿退黄药

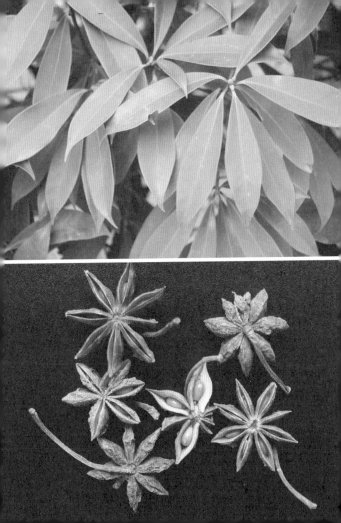

丁香

别名 丁子香、公丁香、支解香、雄丁香。

来源 本品为桃金娘科植物丁香 (*Eugenia caryophyllata* Thunb.) 的干燥花蕾。

生境 生长于路边、草坪或向阳坡地，或与其他花木搭配栽植在林缘。主产于坦桑尼亚、马来西亚、印度尼西亚等地，我国海南省也有栽培。

采收 花蕾由绿色转红时采摘，晒干。

功用 辛，温。归脾、胃、肺、肾经。温中降逆，补肾助阳。用于脾胃虚寒，呃逆呕吐，食少吐泻，心腹冷痛，肾虚阳痿。

验方 ①胃寒呕吐：丁香、陈皮各5克，水煎热服。②牙痛：丁香10粒研末，牙痛时将药末纳入牙缝中，严重者连续用2～3次。③呕逆膈气、反胃吐食：丁香、砂仁、胡椒、红豆各21粒，研末，姜汁糊丸，每次1丸，以大枣去核填药，面裹煨熟，去面服，每日3次。④脚臭：丁香、黄柏、木香各15克，麻黄根30克，水煎，每日用之洗脚3～4次。

温里药 → 利湿退黄药

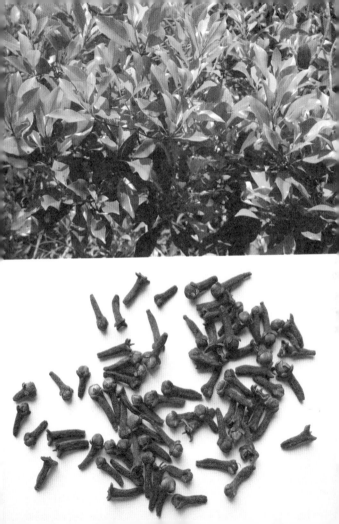

高良姜

GAO LIANG JIANG

别名 良姜、小良姜、海良姜、膏良姜。

来源 本品为姜科植物高良姜 (*Alpinia officinarum* Hance) 的干燥根茎。

生境 生长于山坡、旷野的草地或灌木丛中。主产于广东、海南、广西、云南等地。

采收 夏末秋初采挖，除去须根及残留的鳞片，洗净，切段，晒干。

功用 辛，热。归脾、胃经。温胃散寒，消食止痛。用于脘腹冷痛，胃寒呕吐，嗳气吞酸。

验方 ①霍乱吐泻：高良姜（炙令焦香）250克，加酒1升，煮三四沸，一次服完。②养脾温胃、去冷消痰、宽胸下气：高良姜、干姜各等份，炮过，研细末，加面糊做成丸子，如梧桐子大。每次15丸，饭后服，橘皮汤送下。孕妇忌服。③牙痛：高良姜9克，荜茇10克，细辛4克，冰片3克，共研细末，过筛装瓶备用，牙痛时取药粉少许，塞入鼻孔内用力吸入。

温里药 → 利湿退黄药

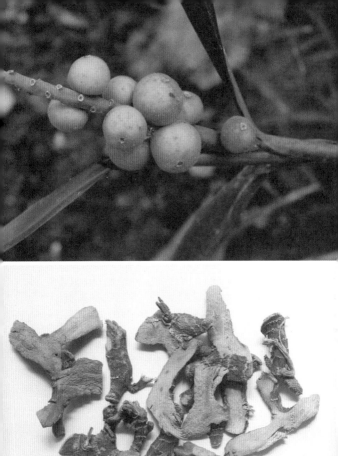

花椒

别名 大椒、川椒、秦椒、巴椒、蜀椒。

来源 本品为芸香科植物花椒 (*Zanthoxylum bungeanum* Maxim.) 或青椒 (*Zanthoxylum schinifolium* Sieb. et Zucc.) 的干燥成熟果实。

生境 生长于温暖湿润、土层深厚肥沃的壤土、沙壤土中。主产于四川、陕西及河北等地。

采收 秋季采收成熟果实，晒干，除去种子及杂质。

功用 辛，温。归脾、胃、肾经。温中止痛，杀虫止痒。用于脘腹冷痛，呕吐泄泻，虫积腹痛，蛔虫病；外治湿疹，阴痒。

验方 ①寒凝气滞之痛经：花椒10克，胡椒3克，两味共研细粉，用白酒调成糊状，敷于脐眼，外用伤湿止痛膏封闭，每日1次。②蛀牙疼痛：花椒9克，烧酒30克，浸泡10日，过滤去渣，用棉球蘸药酒，塞蛀孔内。③痔疮：花椒1把，装入小布袋中，扎口，用开水沏于盆中，先用热气熏洗患处，待水温降到不烫，再行坐浴，全过程约20分钟，每日早、晚各1次。

温里药 → 利湿退黄药

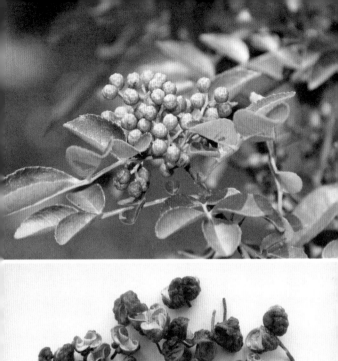
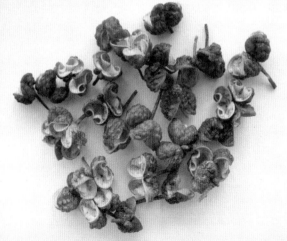

荜茇

别名　椹圣、鼠尾、荜拨、蛤蒌、荜拨梨。

来源　本品为胡椒科植物荜茇 (*Piper longum* L.) 的干燥近成熟或成熟果穗。

生境　进口荜茇主产于印度尼西亚、菲律宾、越南等国。我国云南、海南等地也有产出。

采收　果穗由绿变黑时采收，除去杂质，晒干。

功用　辛，热。归胃、大肠经。温中散寒，下气止痛。用于脘腹冷痛，呕吐，泄泻，寒凝气滞，胸痹心痛，头痛；外治牙痛。

验方　①牙痛：荜茇、白芷、甘松各10克，生草乌4克，细辛5克，冰片3克，鹅不食草6克，共研细末，装瓶备用，每次0.3克，抹齿周围。②妇人血气不和、疼痛不止及下血无时，月经不调：荜茇（盐炒）、蒲黄（炒）各等份，共研为末，炼蜜为丸，如梧桐子大，每次30丸，空腹温酒吞下，如不能饮，米汤送下。

温里药 → 利湿退黄药

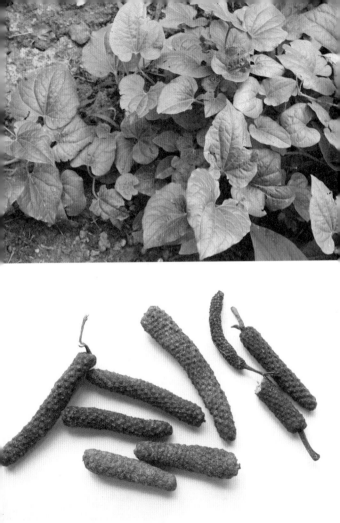

荜澄茄

别名 毕茄、澄茄、山苍子、毕澄茄、毗陵茄子。

来源 本品为樟科植物山鸡椒 [Litsea cubeba (Lour.) Pers.] 的干燥成熟果实。

生境 生长于向阳丘陵和山地的灌木丛或疏林中。多为野生。主产于广西、浙江、四川、广东、云南等地。

采收 秋季果实成熟时采收，除去杂质，晒干。

功用 辛，温。归脾、胃、肾、膀胱经。温中散寒，行气止痛。用于胃寒呕逆，寒疝腹痛，寒湿郁滞，小便浑浊。

验方 ①噎食不纳：荜澄茄、白豆蔻各等份，研为末，干食。②脾胃虚弱、胸膈不快、不进饮食：荜澄茄适量，研为细末，姜汁打神曲末煮糊为丸，如梧桐子大，每次70丸，食后淡姜汤送下。③支气管哮喘：荜澄茄、胡颓子叶、地黄根（野生地黄）各25克，水煎服。④中焦痞塞、气逆上攻、心腹绞痛：荜澄茄、阿魏（醋、面裹煨熟）各25克，高良姜100克，神曲（炒）、青皮（去白）、肉桂（去皮）各50克，研为末，醋、面糊为丸，如梧桐子大，每次20丸，生姜汤送下，不拘时。

温里药 → 利湿退黄药

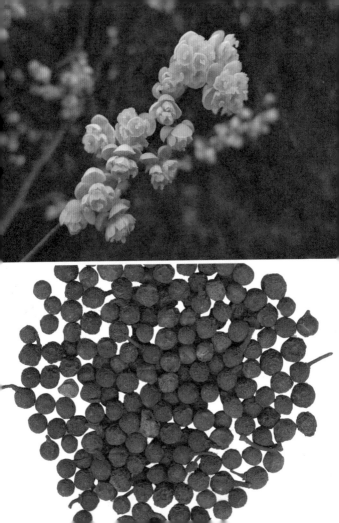

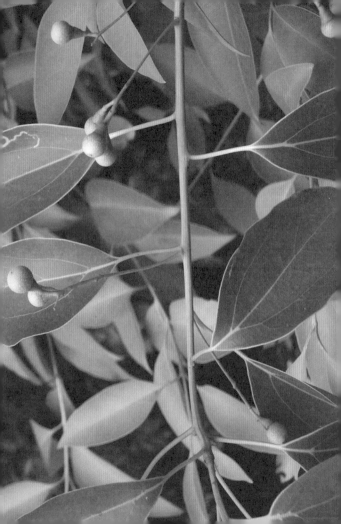

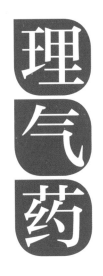

理气药

陈皮

别名 红皮、橘皮、橘子皮、广橘皮。

来源 本品为芸香科植物橘 (*Citrus reticulata* Blanco) 及其栽培变种的干燥成熟果皮。

生境 生长于丘陵、低山地带、江河湖泊沿岸或平原。全国各产橘区均产。

采收 采摘成熟果实，剥取果皮，晒干或低温干燥。

功用 苦、辛，温。归肺、脾经。理气健脾，燥湿化痰。用于脘腹胀满，食少吐泻，咳嗽痰多。

验方 ①霍乱呕吐：陈皮15克，广藿香10克。因寒者，配干姜、砂仁各5克；因热者，配黄连、滑石、黄芩各5克。水煎服。②萎缩性胃炎：陈皮30克，炒小茴香12克，干姜3克，早、晚水煎服，每日2剂。③风寒感冒：陈皮15～20克，生姜数片，葱头适量，煎水，加少许白糖，早上空腹服用。④急性乳腺炎肝郁证：陈皮、青皮、麦芽各12克，蒲公英60克，乳香、没药各9克，水煎服。

理气药 → 利湿退黄药

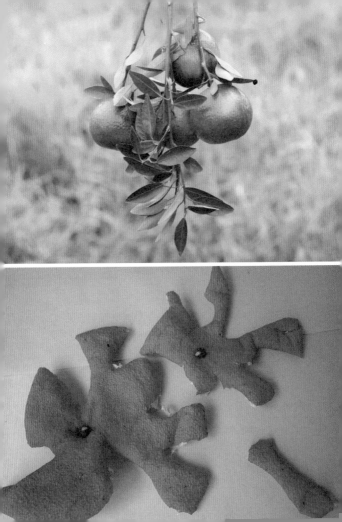

化橘红

别名 化皮、柚皮、橘红、化州橘红。

来源 本品为芸香科植物化州柚 (*Citrus grandis* 'Tomentosa')或柚 [*Citrus grandis* (L.) Osbeck] 的未成熟或近成熟的干燥外层果皮。

生境 生长于丘陵地带。主产于广东、广西、四川、重庆、湖南、湖北、浙江等地。

采收 夏季果实未成熟时采收，置于沸水中略烫后，将果皮割成5或7瓣，除去果瓤及部分中果皮，压制成形，干燥。

功用 辛、苦，温。归肺、脾经。理气宽中，燥湿化痰。用于咳嗽痰多，食积伤酒，呕恶痞闷。

验方 ①风寒咳嗽：化橘红60克，生姜30克，蜂蜜250克，先将化橘红、生姜用水煎煮，15分钟后取煎汁1次，加水再煎，共取煎汁3次，合并煎汁，以小火煎熬浓缩，至黏稠时，兑入蜂蜜，至沸停火，装瓶备用，每日3次，每次3汤匙。②痰喘：化橘红、半夏各15克，川贝母9克，共研细末，每次6克，温开水送下。

理气药 → 利湿退黄药

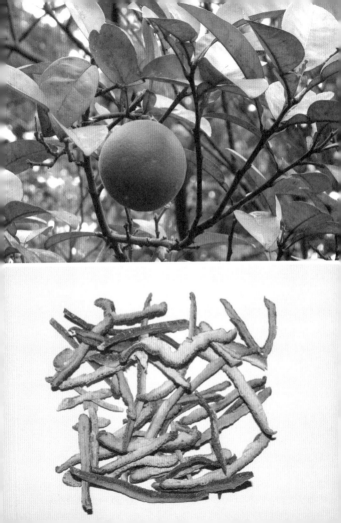

枳实

别名 臭橙、香橙、枸头橙。

来源 本品为芸香科植物酸橙 (*Citrus aurantium* L.) 及其栽培变种或甜橙(*Citrus sinensis* Osbeck) 的干燥幼果。

生境 生长于丘陵、低山地带和江河湖泊的沿岸。主产于江苏、江西、福建、四川等地。

采收 5～6月收集自落的果实，除去杂质，自中部横切为两半，晒干或低温干燥，较小者直接晒干或低温干燥。

功用 苦、辛、酸，微寒。归脾、胃经。破气消积，化痰散痞。用于积滞内停，痞满胀痛，泻痢后重，大便不通，痰滞气阻，胸痹，结胸，胃下垂，脱肛，子宫脱垂。

验方 ①肠麻痹：枳实、厚朴、砂仁、木香、柴胡各10克，水煎服，每日1～2剂。②便秘：枳实6～10克，水煎服。③胃病：枳实、白及各15克，水煎服，外加呋喃唑酮1片，每日3次。

理气药 → 利湿退黄药

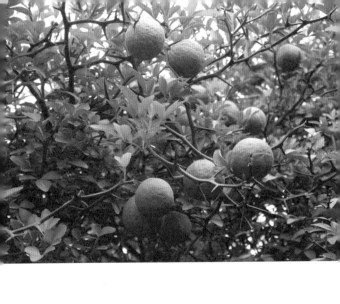

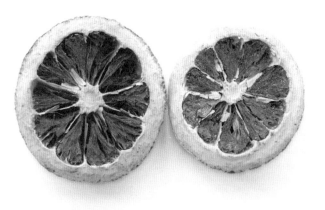

木香

别名 蜜香、五木香、青木香、南木香、广木香、川木香。

来源 本品为菊科植物木香 (*Aucklandia lappa* Decne.) 的干燥根。

生境 生长于高山草地和灌木丛中。主产于云南、四川等地。

采收 秋、冬两季采挖，除去泥沙及须根，切段，大的再纵剖成瓣，干燥后撞去粗皮。

功用 辛、苦，温。归脾、胃、大肠、三焦、胆经。行气止痛，健脾消食。用于胸胁、脘腹胀痛，泻痢后重，食积不消，不思饮食。煨木香实肠止泻，用于泄泻腹痛。

验方 ①一切气不和：木香适量，温水磨浓，热酒调下。②肝炎：木香研末，每日9～18克，分3～4次服用。③痢疾腹痛：木香6克，黄连12克，水煎服。④糖尿病：木香10克，川芎、当归各15克、黄芪、葛根、山药、丹参、益母草各30克，苍术、赤芍各12克，水煎服。⑤便秘：木香、厚朴、番泻叶各10克，用开水冲泡，代茶饮。

　理气药 → 利湿退黄药

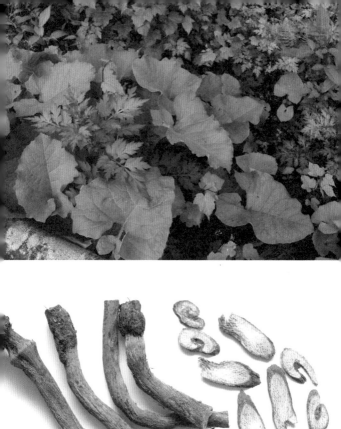

沉香

别名 土沉香、沉水香、白木香、牙香树、奇南香。

来源 本品为瑞香科植物白木香 [*Aquilaria sinensis* (Lour.) Gilg] 含有树脂的木材。

生境 生长于中海拔山地、丘陵地。主产于广东、广西、福建、台湾等地。

采收 全年均可采收，割取含树脂的木材，除去不含树脂的部分，阴干。

功用 辛、苦，微温。归脾、胃、肾经。行气止痛，温中止呕，纳气平喘。用于胸腹胀闷疼痛，胃寒呕吐呃逆，肾虚气逆喘急。

验方 ①腹胀气喘、坐卧不安：沉香、枳壳、木香各25克，莱菔子（炒）50克，研为细末，每次25克，姜3片，水煎服。②哮喘：沉香100克，莱菔子（淘净、蒸熟、晒干）250克，研为细末，调生姜汁为细丸，每次3克，开水送下。③哮喘气逆：沉香1.5克，侧柏叶3克，共研为粉末，临睡前顿服。

理气药 → 利湿退黄药

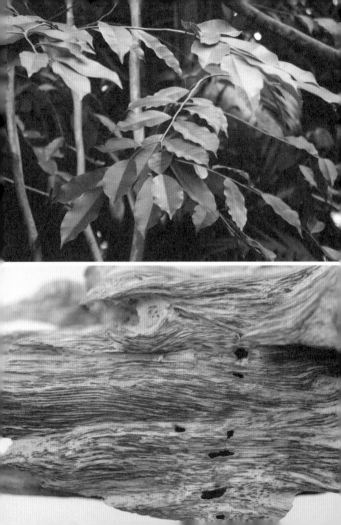

川楝子

别名 楝实、金铃子、川楝实。

来源 本品为楝科植物川楝 (*Melia toosendan* Sieb. et Zucc.) 的干燥成熟果实。

生境 生长于丘陵、田边。有栽培。主产于四川、云南等地。

采收 冬季果实成熟时采收，除去杂质，干燥。

功用 苦，寒；有小毒。归肝、小肠、膀胱经。疏肝泻热，行气止痛，驱虫。用于肝郁化火，胸胁、脘腹胀痛，疝气疼痛，虫积腹痛。

验方 ①慢性胃炎：川楝子、枳实、木香、白芍、柴胡、延胡索各10克，大血藤15克，甘草5克，水煎2次，每日1剂，早、晚分服。②头癣：川楝子30克，研成粉，与70克凡士林（或熟猪油）混匀，每日搽患处，早、晚各1次。搽药前，应用食盐水将患处洗净，有脓或痂者应清除。③胆管蛔虫偏热型：川楝子、槟榔各15克，乌梅30克，花椒10克，栀子20克，黄连、黄柏各9克，水煎服。

理气药 → 利湿退黄药

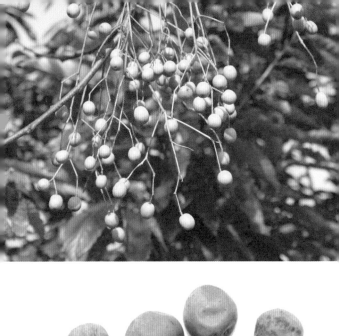
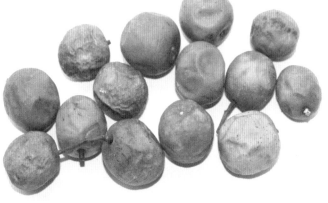

乌药

别名 旁其、矮樟根、土木香、天台乌药。

来源 本品为樟科植物乌药 [*Lindera aggregata* (Sims) Kosterm.] 的干燥块根。

生境 生长于向阳山谷、坡地或疏林灌木丛中。多为野生。主产于浙江、湖南、湖北、安徽、广东、四川、重庆、云南等地。

采收 全年均可采挖，除去细根，洗净，趁鲜切片，晒干，或直接晒干。

功用 辛，温。归肺、脾、肾、膀胱经。行气止痛，温肾散寒。用于寒凝气滞，胸腹胀痛，气逆喘急，膀胱虚冷，遗尿尿频，疝气疼痛，经寒腹痛。

验方 ①产后腹痛：乌药、椇木根各等份，为末，豆淋酒调下。②产后逆气、食滞胀痛：乌药、泽泻、香附各10克，广藿香、陈皮、枳壳、木香、厚朴各5克，水煎服。③胀满痞塞（七情忧思所致）：乌药、半夏、香附、砂仁、沉香、化橘红各等份，研为末，每次10克，灯心草汤调服。

理气药 → 利湿退黄药

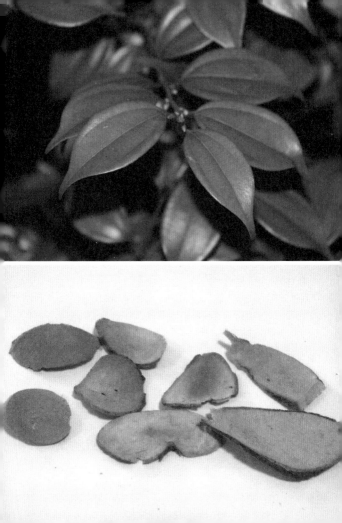

荔枝核

别名 荔核、枝核、荔仁、大荔核。

来源 本品为无患子科植物荔枝 (*Litchi chinensis* Sonn.) 的干燥成熟种子。

生境 野生与栽培均有。多栽培于果园。主产于广东、广西、福建、台湾、四川等地。

采收 夏季采摘成熟果实，除去果皮及肉质假种皮，洗净，晒干。

功用 甘、微苦，温。归肝、肾经。行气散结，祛寒止痛。用于寒疝腹痛，睾丸肿痛。

验方 ①心腹胃脘久痛：荔枝核5克，木香3克，共研为末，每次5克，清汤调服。②血气刺痛：荔枝核（烧存性）25克，香附50克，研末，每次10克，盐酒送下。③肾肿大：荔枝核、八角茴香、青皮（全者）各等份，锉散，炒，出火毒，研为末，每次10克，酒送下，每日3次。④疝心痛及小肠气：荔枝核1枚，煅存性，酒调服。

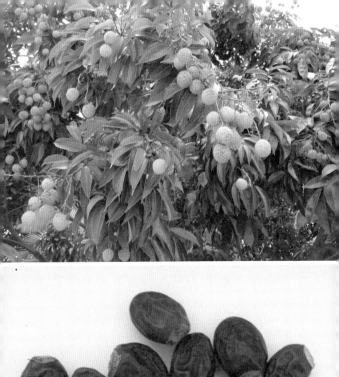

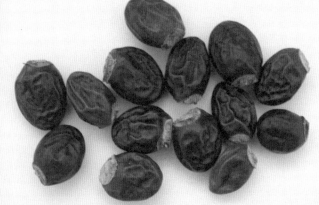

香附

别名　蓑草、香附米、香附子、莎草根、三棱草根。

来源　本品为莎草科植物莎草 (*Cyperus rotundus* L.) 的干燥根茎。

生境　生长于路边、荒地、沟边或田间向阳处。主产于山东、浙江、河南等地。

采收　秋季采挖，燎去毛须，置于沸水中略煮或蒸透后晒干，或燎后直接晒干。

功用　辛、微苦、微甘，平。归肝、脾、三焦经。疏肝解郁，理气宽中，调经止痛。用于肝郁气滞，胸胁胀痛，消化不良，胸脘痞闷，寒疝腹痛，乳房胀痛，月经不调，经闭痛经。

验方　①跌打损伤：炒香附20克，姜黄30克，共研细末，每日3次，每次5克。孕妇忌服。②阴道出血不止：香附（去皮毛，略炒）研为末，每次10克，米饮调下。③安胎：香附（炒，去毛）研细末，浓煎紫苏汤调下5克。④偏正头痛：香附（炒）200克，川芎100克，研为末，以茶调服。⑤脱肛：香附、荆芥穗各等份，研为末，每次3匙，水一大碗，煎至数沸，淋患处。⑥尿血（非器质性疾病引起的）：香附、鲜地榆各等份，煎汤服。

　　理气药 → 利湿退黄药

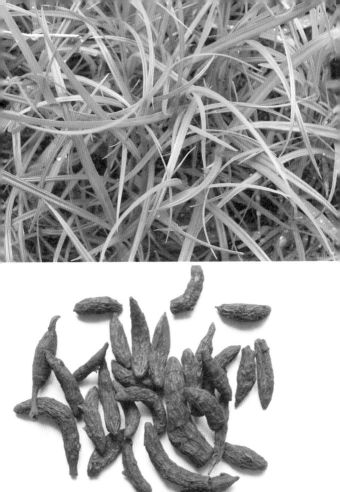

佛手

别名 手柑、香橼、五指柑。

来源 本品为芸香科植物佛手 (*Citrus medica* L. var. *sarcodactylis* Swingle)的干燥果实。

生境 生长于果园或庭院中。主产于广东、四川及福建，次产于广西、云南、浙江及江西等地。

采收 秋季果实尚未变黄或变黄时采收，纵切成薄片，晒干或低温干燥。

功用 辛、苦、酸、温。归肝、脾、肺经。疏肝理气，和胃止痛，燥湿化痰。用于肝胃气滞，胸胁胀痛，胃脘痞满，食少呕吐，咳嗽痰多。

验方 ①白带过多：佛手20克，猪小肠适量，共炖，食肉饮汤。②老年胃弱、消化不良：佛手30克，粳米100克，共煮粥，早、晚分食。③恶心呕吐：佛手15克，生姜3克，陈皮9克，水煎服。④肝郁气滞、胸胁胀痛、饮食减少：佛手10克，玫瑰花5克，沸水浸泡饮。

理气药 → 利湿退黄药

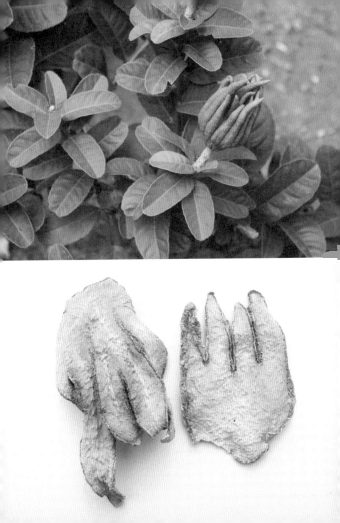

香橼

别名 枸橼、香圆、钩缘子、香泡树、香橼柑。

来源 本品为芸香科植物枸橼 (*Citrus medica* L.) 或香圆 (*Citrus wilsonii* Tanaka) 的干燥成熟果实。

生境 生长于沙壤土、比较湿润的环境。我国长江流域及其以南地区均有分布，广东、广西等地栽培较多。

采收 秋季果实成熟时采收，趁鲜切片，晒干或低温干燥。

功用 辛、苦、酸，温。归肝、脾、肺经。疏肝理气，宽中，化痰。用于肝胃气滞，胸胁胀痛，脘腹痞满，呕吐噫气，痰多咳嗽。

验方 ①喘咳痰多：鲜香橼50克，切碎放在有盖的碗中，加入等量的麦芽糖，隔水蒸数小时，以香橼稀烂为度，每次1匙，早、晚各1次。②肝痛、胃气痛：鲜香橼12～15克（干品6克），开水冲泡代茶饮。③胃痛胸闷、消化不良：陈香橼（焙干）、花椒、小茴香各12克，共研细末，每次3克，每日2次，温开水送服。④痰饮咳嗽、胸膈不利：香橼、法半夏各10克，茯苓15克，生姜3片，水煎服，每日2～3次。

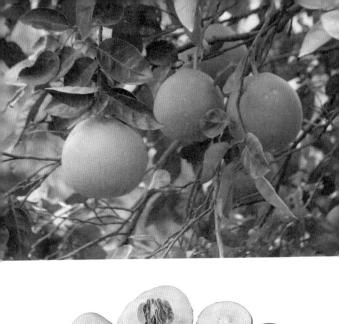

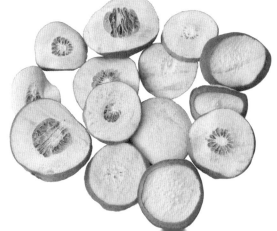

玫瑰花

别名 湖花、徘徊花、刺玫瑰、笔头花。

来源 本品为蔷薇科植物玫瑰 (Rosa rugosa Thunb.) 的干燥花蕾。

生境 均为栽培。全国各地均产，主产于江苏、浙江、山东等地。

采收 春末夏初花将开放时分批采收，及时低温干燥。

功用 甘、微苦，温。归肝、脾经。行气解郁，和血，止痛。用于肝胃气痛，食少呕恶，月经不调，跌打肿痛。

验方 ①急性乳腺炎：玫瑰花7朵，母丁香7粒，加适量黄酒，水煎服。②肝胃气病：玫瑰花研细末，每次1.5克，开水冲服。③月经不调：玫瑰花6～9克，水煎后加入黄酒及红糖，早、晚各服1次。④跌打损伤、吐血：玫瑰花15克，用黄酒或水煎，每日2次。⑤肝风头痛：玫瑰花5朵，蚕豆花12克，开水冲泡代茶饮。⑥急、慢性风湿痛：玫瑰花9克，当归、红花各6克，水煎去渣，热黄酒冲服。⑦月经过多：玫瑰花、鸡冠花各9克，水煎去渣，加红糖服。

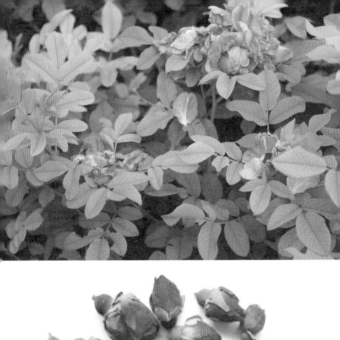

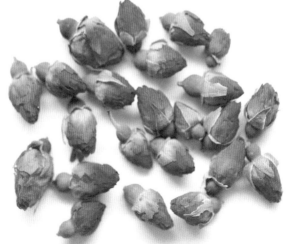

娑罗子

别名 开心果、苏罗子、梭椤子、索罗果。

来源 本品为七叶树科植物七叶树 (*Aesculus chinensis* Bge.)、浙江七叶树 [*Aesculus chinensis* Bge. var. *chekiangensis* (Hu et Fang) Fang] 或天师栗 (*Aesculus wilsonii* Rehd.) 的干燥成熟种子。

生境 生长于低海拔的丛林中，多为栽培，少有野生。主产于陕西、河南、浙江、江苏等地。

采收 秋季果实成熟时采收，除去果皮，晒干或低温干燥。

功用 甘，温。归肝、胃经。疏肝理气，和胃止痛。用于肝胃气滞，胸腹胀闷，胃脘疼痛。

验方 ①心绞痛：娑罗子适量，烧灰，酒冲服0.5克。②寄生虫胃痛：娑罗子（去壳）1枚，捣碎，水煎服。③肝胃气滞之胸闷胁痛、脘腹胀痛等：娑罗子、预知子、佛手各适量，水煎服。④经前乳房胀痛：娑罗子、路路通、香附、郁金各适量，水煎服。

理气药 → 利湿退黄药

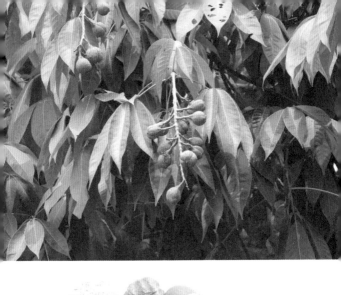

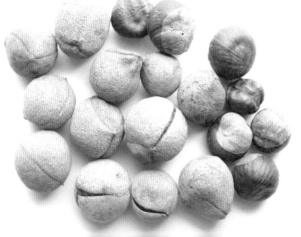

大腹皮

别名　槟榔皮、槟榔壳、大腹毛、大腹绒。

来源　本品为棕榈科植物槟榔 (*Areca catechu* L.) 的干燥果皮。

生境　生长于无低温地区，潮湿、疏松、肥沃的土壤，高环山梯田。主产于海南。

采收　冬季至次春采收未成熟的果实，煮后干燥，纵剖两瓣，剥取果皮。

功用　辛，微温。归脾、胃、大肠、小肠经。行气宽中，行水消肿。用于湿阻气滞，脘腹胀闷，大便不爽，水肿胀满，脚气浮肿，小便不利。

验方　①漏疮恶秽：大腹皮适量，煎汤洗患处。②肿满腹胀、大小便秘涩：大腹皮（锉）、郁李仁（汤浸去皮，微炒）、槟榔各50克，木香25克，木通（锉）、牵牛子（微炒）、桑根白皮（锉）各100克，上药捣筛为散，每次20克，入生姜、葱白适量，水煎至六分，去滓，温服。

354　I　355　百草良方速认速查小红书　　　　　　　　　　**理气药 → 利湿退黄药**

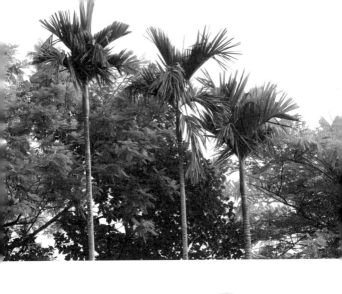

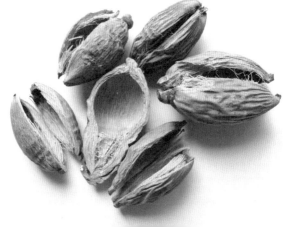

刀豆

别名 刀豆子、关刀豆、马刀豆、挟剑豆、刀巴豆。

来源 本品为豆科植物刀豆 [*Canavalia gladiata* (Jacq.) DC.] 的干燥成熟种子。

生境 生长于排水良好、肥沃疏松的土壤。主产于江苏、湖北、安徽、浙江、广西等地。

采收 秋季采收成熟果实，剥取种子，晒干。

功用 甘，温。归胃、肾经。温中，下气，止呃。用于虚寒呃逆，呕吐。

验方 ①脾胃虚弱、呃逆上气：刀豆适量，研为细末，温开水送下，每次6～9克。②久痢、久泻、饮食减少：嫩刀豆120克，蒸熟，蘸白糖细嚼食。③胃寒呕吐：刀豆、柿蒂各10克，半夏、砂仁各6克，水煎服。或刀豆30克，烧存性，研末，每次6克，开水服用。

理气药 → 利湿退黄药

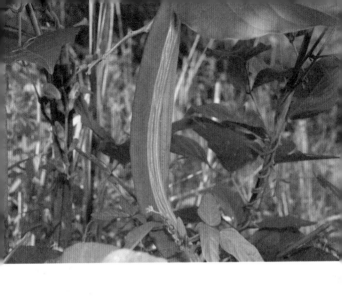

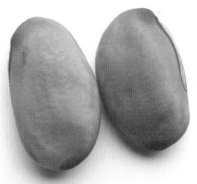

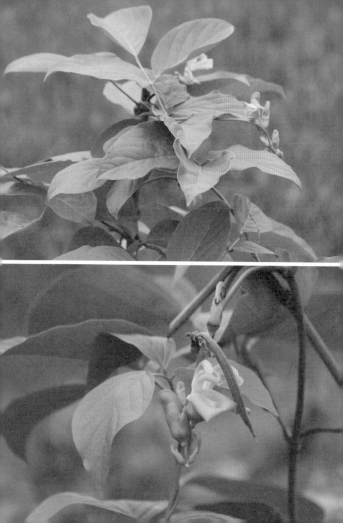

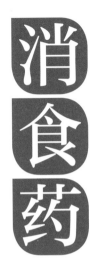

山楂

别名 酸枣、赤瓜实、棠梨子、山里红果。

来源 本品为蔷薇科植物山楂 (*Crataegus pinnatifida* Bge.) 或山里红 (*Crataegus pinnatifida* Bge. var. *major* N. E. Br.) 的干燥成熟果实。

生境 生长于山谷或山地灌木丛中。主产于山西、河北、山东、辽宁、河南等地。

采收 秋季果实成熟时采收，切片，干燥。

功用 酸、甘，微温。归脾、胃、肝经。消食健胃，行气散瘀。用于肉食积滞，胃脘胀满，泻痢腹痛，瘀血经闭，产后瘀阻，心腹刺痛，疝气疼痛，脂血症。焦山楂的消食导滞作用增强，用于肉食积滞，泻痢不爽。

验方 ①消化不良：焦山楂10克，研末加适量红糖，开水冲服，每日3次。②痢疾初起：山楂30克，红、白蔗糖各15克，水煎冲细茶5克饮服。③产后腹痛：山楂30克，香附15克，浓煎顿服，每日2次。④闭经：山楂60克，鸡内金、红花各10克，红糖30克，水煎服，每日1剂。⑤腹泻：山楂炒焦研细末，白糖水送服，每次10克，每日3次。⑥小儿脾虚久泻：鲜山楂、淮山药各等量，加白糖调匀蒸服。⑦消化不良：生山楂、炒麦芽各10克，水煎服，每日2次。

消食药 → 利湿退黄药

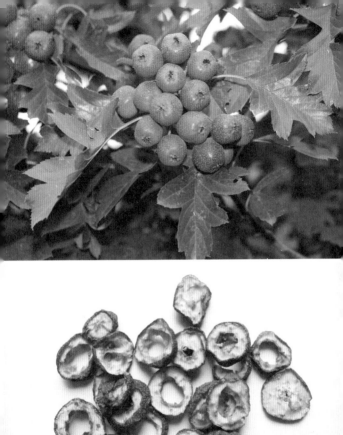

莱菔子

别名 萝卜子、萝白子、芦菔子。

来源 本品为十字花科植物萝卜 (*Raphanus sativus* L.) 的干燥成熟种子。

生境 全国均有栽培。

采收 夏季果实成熟时采割植株，晒干，搓出种子，除去杂质，再晒干。

功用 辛、甘，平。归肺、脾、胃经。消食除胀，降气化痰。用于饮食停滞，脘腹胀痛，大便秘结，积滞泻痢，痰壅喘咳。

验方 ①食积口臭、脘腹饱胀：炒莱菔子、焦山楂、炒神曲各9克，陈皮6克，水煎服。②支气管哮喘：莱菔子、芥子、紫苏子各9克，水煎服，每日3次。③食滞腹满：莱菔子炒微黄，研末冲服，每次5克，每日3次。④小儿食积、消化不良：莱菔子、山楂各15克，麦芽10克，大黄、茶叶各2克，全置于杯中，开水冲泡，每日1剂，随时饮用。

消食药 → 利湿退黄药

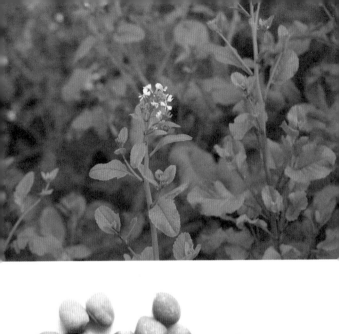

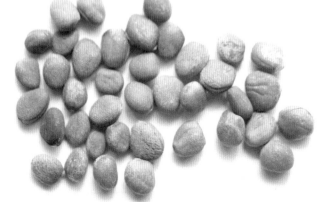

鸡内金

别名 鸡食皮、化骨胆、鸡中金、鸡肫皮、鸡黄皮。

来源 本品为雉科动物家鸡 (*Gallus gallus domesticus* Brisson) 的干燥沙囊内壁。

生境 全国各地均产。

采收 杀鸡后，取出鸡肫，立即剥下内壁，洗净，干燥。

功用 甘，平。归脾、胃、小肠、膀胱经。健胃消食，涩精止遗，通淋化石。用于食积不消，呕吐泻痢，小儿疳积，遗尿，遗精，石淋涩痛，胆胀胁痛。

验方 ①疳积：鸡内金30克，烘干，研细末，每次3克，温开水送服，每日2次，连服5～7日。②夜梦遗精：鸡内金50克，焙干，研为细末，每日早、晚空腹各3克，用白酒或黄酒送下。③扁平疣：鸡内金100克，浸泡于装有300毫升米醋的广口瓶内，浸泡30小时。用消毒棉球蘸药汁涂搽患处，每日3次，10日为1个疗程。④食欲不振、食积腹胀：鸡内金、麦芽、神曲、山楂各9克，水煎服。

消食药 → 利湿退黄药

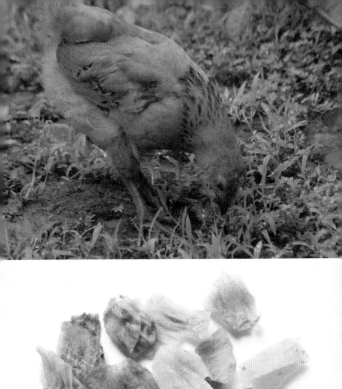
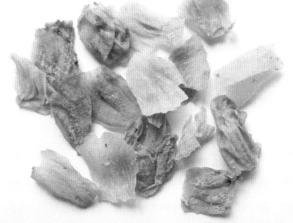

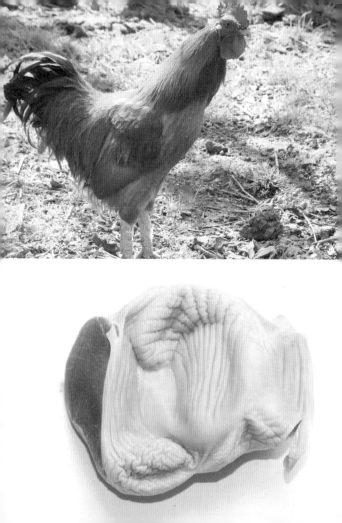

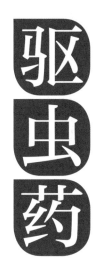

驱虫药

使君子

别名 留球子、索子果、君子仁、五棱子。

来源 本品为使君子科植物使君子 *(Quisqualis indica* L.) 的干燥成熟果实。

生境 生长于山坡、平地、路旁等向阳灌木丛中，亦有栽培。主产于四川、福建、广东、广西等地。

采收 秋季果皮变紫黑色时采收，除去杂质，干燥。

功用 甘，温。归脾、胃经。杀虫消积。用于蛔虫、蛲虫病，虫积腹痛，小儿疳积。

验方 ①肠道蛔虫：使君子仁适量，文火炒黄，嚼服，每日2～3粒，早晨空腹服用，连用2～3日。②小儿虫积、腹痛：使君子炒熟去壳，小儿按年龄每岁1粒，10岁以上用10粒，早晨空腹一次嚼食，连用7日。

驱虫药 → 利湿退黄药

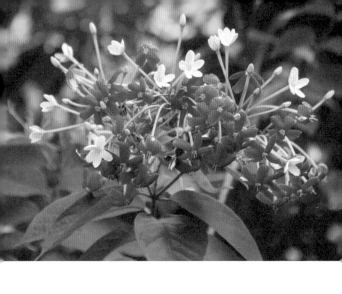

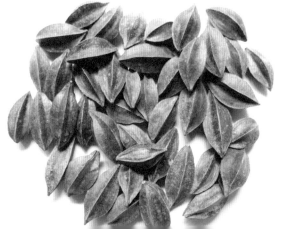

苦楝皮

别名 楝皮、楝木皮、楝根皮、楝根木皮。

来源 本品为楝科植物苦楝 (*Melia azedarach* L.) 或川楝 (*Melia toosendan* sieb. et Zucc.) 的干燥树皮及根皮。

生境 生长于土壤湿润、肥沃的杂木林和疏林内，栽培于村旁或公路边。主产于四川、甘肃、云南、贵州、湖北等地。

采收 春、秋两季剥取，晒干，或除去粗皮，晒干。

功用 苦，寒；有毒。归肝、脾、胃经。驱虫，疗癣。用于蛔虫病，蛲虫病，虫积腹痛；外治疥癣瘙痒。

验方 ①**龋齿牙痛**：苦楝皮煎汤，漱口。②**小儿虫痛**：苦楝皮100克，芜荑25克，研为末，每次5克，水一小盏，煎取半盏，放冷，发作时服。③**钩虫病**：苦楝皮30克，槟榔20克，白糖适量，将苦楝皮、槟榔放入砂锅内，加水适量，浓煎取汁，加入白糖拌匀，睡前空腹服完。儿童可按年龄酌减用量，连服2日。此方不宜久服。

驱虫药 → 利湿退黄药

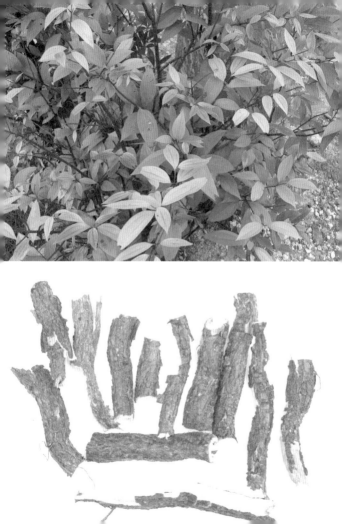

槟榔

别名 榔玉、宾门、橄榄子、大腹子、槟榔子。

来源 本品为棕榈科植物槟榔 (*Areca catechu* L.) 的干燥成熟种子。

生境 生长于阳光较充足的林间或林边。主产于海南，广西、云南、福建、台湾也有栽培。

采收 春末至秋初采收成熟果实，用水煮后，干燥，除去果皮，取出种子，干燥。

功用 苦、辛，温。归胃、大肠经。杀虫，消积，行气，利水，截疟。用于绦虫、蛔虫、姜片虫病，虫积腹痛，积滞泻痢，里急后重，水肿脚气，疟疾。

验方 ①腰痛：槟榔适量，研为末，酒送服5克。②小儿营养不良：槟榔炭、白术、荷叶、贯众各10克，鸡内金、水红花子各15克，党参25克，山药20克，木香、芜荑各7.5克，水煎服，每日1剂，分3次服用。③流行性感冒：槟榔、黄芩各15克，水煎服。

驱虫药 → 利湿退黄药

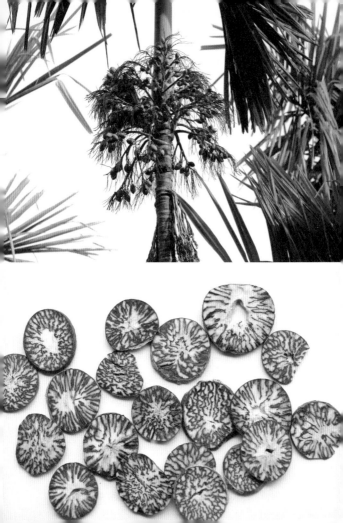

鹤虱

别名 鬼虱、野烟、鸪虱、北鹤虱、野叶子烟。

来源 本品为菊科植物天名精 (*Carpesium abrotanoides* L.) 的干燥成熟果实。

生境 生长于沙性土壤中，田边、路旁常见。主产于东北、华北和河南、陕西、甘肃等地。

采收 秋季果实成熟时采收，晒干，除去杂质。

功用 苦、辛，平；有小毒。归脾、胃经。杀虫消积。用于蛔虫、蛲虫、绦虫病，虫积腹痛，小儿疳积。

验方 ①小儿多吐蛔虫：鹤虱、大黄各0.3克，芒硝15克，水煎，每日1剂，分2次服用。②肠道蛔虫病：鹤虱500克，捣筛，蜜和丸，如梧桐子大，以蜜汤空腹吞40丸，日增至50丸。慎酒肉。③蛔虫心痛：鹤虱0.6克，研为末，温水一盏，和服。④齿痛：鹤虱适量，煎米醋漱口。⑤痔瘘、脓血不止、积年不差：鹤虱、雷丸、白矾灰各30克，皂角刺、硫黄各15克，均研为末，醋煮面糊为丸，如梧桐子大，雄黄为衣，每服20丸，麝香温酒送下，饭前服。

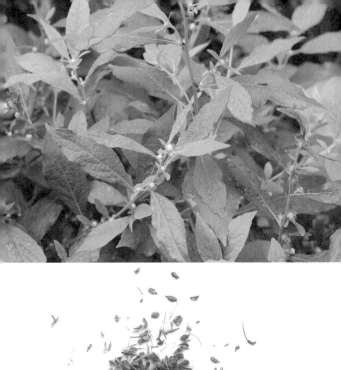

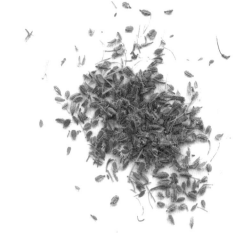

榧子

别名 赤果、榧实、香榧、玉山果、木榧子。

来源 本品为红豆杉科植物榧 (*Torreya grandis* Fort.) 的干燥成熟种子。

生境 生长于山坡，野生或栽培。主产于浙江，江苏、安徽、江西、福建及湖南也有产出。

采收 秋季种子成熟时采收，除去肉质假种皮，洗净，晒干。

功用 甘，平。归肺、胃、大肠经。杀虫消积，润肺止咳，润燥通便。用于钩虫、蛔虫、绦虫病，虫积腹痛，小儿疳积，肺燥咳嗽，大便秘结。

验方 ①丝虫病：榧子肉250克，头发炭（血余炭）50克，研末混合，调蜜搓成150丸，每次2丸，每日3次。②蛲虫病：每日服榧子7颗，连服7日。③钩虫病：每日吃炒榧子150～250克，直至确证大便中虫卵消失为止。④肠道寄生虫病：榧子（切碎）、使君子仁（切细）、大蒜瓣（切细）各50克，水煎去渣，每日3次，饭前空腹时服。

驱虫药 → 利湿退黄药

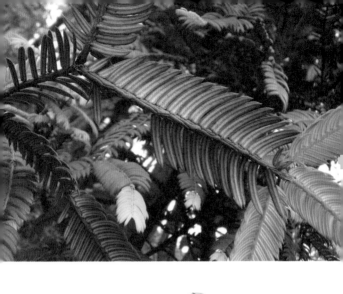

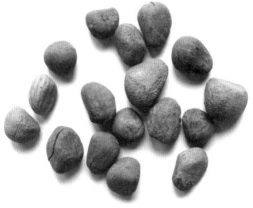

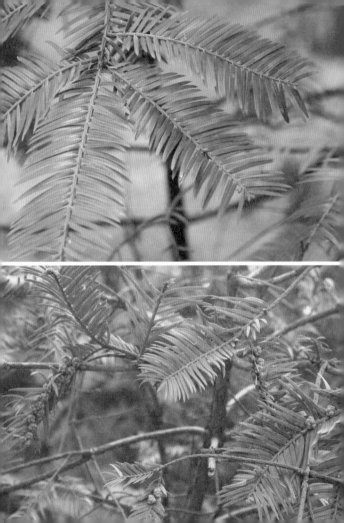

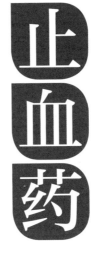

止血药

凉血止血药　化瘀止血药　收敛止血药

大蓟

DA JI

别名 虎蓟、刺蓟、山牛蒡、鸡脚刺、大刺盖、大刺儿菜。

来源 本品为菊科植物蓟 (*Cirsium japonicum* Fisch. ex DC.) 的干燥地上部分。

生境 生长于山野、路旁、荒地。产于全国大部分地区。

采收 夏、秋两季花开时采割地上部分，除去杂质，晒干。

功用 甘、苦，凉。归心、肝经。凉血止血，散瘀，解毒，消痈。用于衄血，吐血，尿血，便血，崩漏下血，外伤出血，痈肿疮毒。

验方 ①传染性肝炎：鲜大、小蓟各适量，捣烂绞汁，温水和服，每次服一小杯，或大蓟根每日30克，分2次以水煎服。②血友病、口鼻出血、紫斑：鲜大蓟捣汁，和入少许黄酒，每次服一小杯，每日2～3次。③血崩、经漏：大、小蓟连根苗各30克，益母草15克，水煎，每日2次分服。④荨麻疹：鲜大蓟100克，水煎，分2～3次服用，每日1剂。

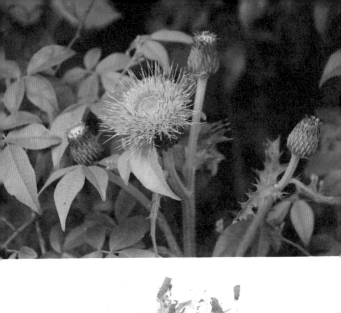

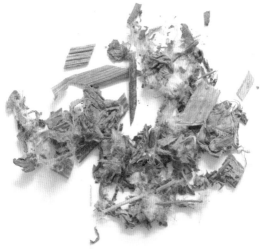

地榆

别名 山枣、红地榆、赤地榆、白地榆、紫地榆、线形地榆。

来源 本品为蔷薇科植物地榆 (*Sanguisorba officinalis* L.) 或长叶地榆 [*Sanguisorba officinalis* L. var. *longifolia* (Bert.) Yü et Li] 的干燥根。

生境 生长于山地的灌木丛、山坡、草原或田岸边。我国多数地区均产，主产于东北及西北地区。

采收 春季将发芽时或秋季植株枯萎后采挖，除去须根，洗净，干燥，或趁鲜切片，干燥。

功用 苦、酸、涩，微寒。归肝、大肠经。凉血止血，解毒敛疮。用于便血，痔血，血痢，崩漏，水火烫伤，痈肿疮毒。

验方 ①湿疹：地榆50克，加水2碗，煎至半碗，用纱布沾药汁湿敷。②红白痢、噤口痢：地榆10克，炒乌梅5枚，山楂5克，水煎服。

止血药 → **凉血止血药**

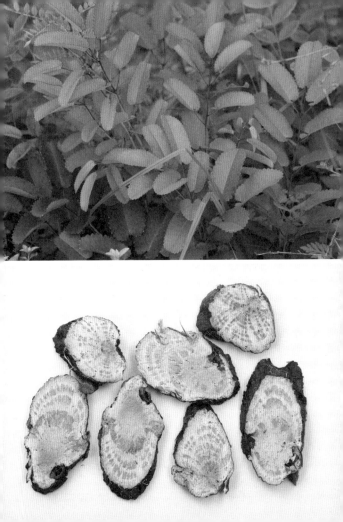

槐花

别名 槐蕊。

来源 本品为豆科植物槐 (*Sophora japonica* L.) 的干燥花及花蕾。

生境 生长于向阳、土壤疏松肥沃、排水良好的地方。我国大部分地区有产。

采收 夏季花开放或花蕾形成时采收，及时干燥，除去枝、梗及杂质。前者习称"槐花"，后者习称"槐米"。

功用 苦，微寒。归肝、大肠经。凉血止血，清肝泻火。用于便血，痔血，血痢，崩漏，吐血，衄血，肝热目赤，头痛眩晕。

验方 ①尿血（热性病引起的）：槐花（炒）、郁金（煨）各50克，共研为末，每次10克，淡豆豉汤送下。②痔疮、大肠癌引起的便血：槐花30克，生大黄4克，蜂蜜15克，绿茶2克。生大黄拣杂，洗净，晾干或晒干，切成片，放入砂锅，加水适量，煎煮5分钟，去渣，留汁，待用。锅中加槐花、绿茶，加清水适量，煮沸，倒入生大黄煎汁，离火，稍凉，趁温热时，调拌入蜂蜜即成，早、晚2次分服。

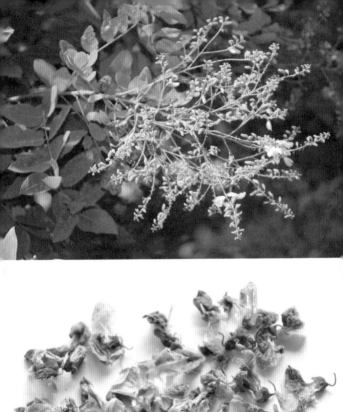

侧柏叶

别名　柏叶、丛柏叶、扁柏叶。

来源　本品为柏科植物侧柏 [*Platycladus orientalis* (L.) Franco] 的干燥枝梢及叶。

生境　生长于山地阳坡、半阳坡，以及轻盐碱地和沙地。全国大部分地区有产。

采收　多在夏、秋两季采收，阴干。

功用　苦、涩、寒。归肺、肝、脾经。凉血止血，化痰止咳，生发乌发。用于吐血、衄血、咯血、便血，崩漏下血，血热脱发，须发早白。

验方　①脱发：鲜侧柏叶适量，浸入60%的乙醇中，7日后过滤取汁，涂搽头部，每日3次。②呕血：侧柏叶100克，生藕节500克，捣烂取汁，加白糖或冰糖10克，凉开水冲服。③老年慢性支气管炎：鲜侧柏叶、鲜垂柳叶、鲜栗叶各60克，水煎1小时以上，取药汁，每日1剂，分2次服用，10日为1个疗程，间隔2～3日，再服1个疗程。

止血药 → 凉血止血药

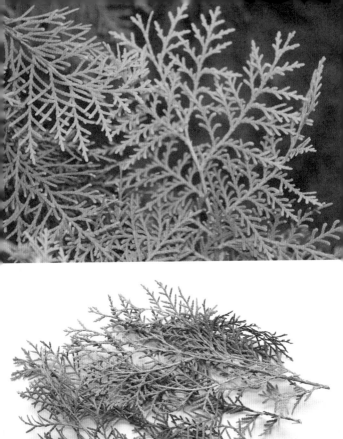
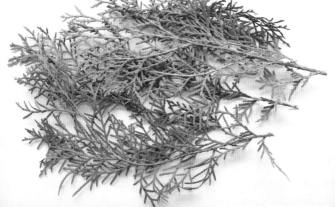

白茅根

别名 茅根、兰根、地筋、甜草根、茅草根、地节根。

来源 本品为禾本科植物白茅 [*Imperata cylindrica* Beauv. var. *major* (Nees) C. E. Hubb.] 的干燥根茎。

生境 生长于低山带沙质草甸、平原河岸草地、荒漠与海滨。全国各地均有产，以华北地区较多。

采收 春、秋两季采挖，洗净，晒干，除去须根及膜质叶鞘，捆成小把。

功用 甘、寒。归肺、胃、膀胱经。凉血止血，清热利尿。用于血热吐血，衄血，尿血，热病烦渴，湿热黄疸，水肿尿少，热淋涩痛，急性肾炎水肿。

验方 ①鼻出血：白茅根15克，猪鼻1个，将猪鼻切碎，与白茅根同炖1小时，饭后服，每日1次，连服3～5次。②跌打内伤出血：白茅根60克，板蓝根30克，水煎，加白糖15克调服。

止血药 → 凉血止血药

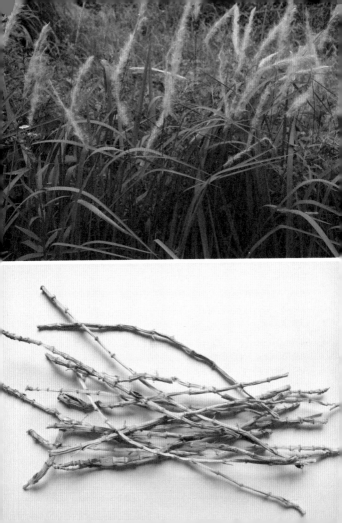

化瘀止血药

SAN QI

别名 田三七、金不换、盘龙七、开化三七、人参三七。

来源 本品为五加科植物三七 [*Panax notoginseng* (Burk.) F. H. Chen] 的干燥根及根茎。

生境 生长于山坡丛林下。主产于云南、广西、贵州、四川等地。

采收 秋季花开前采挖，洗净，分开主根、支根及根茎，干燥。支根习称"筋条"，根茎习称"剪口"。

功用 甘、微苦，温。归肝、胃经。散瘀止血，消肿定痛。用于咯血，吐血，衄血，便血，崩漏，外伤出血，胸腹刺痛，跌打肿痛。

验方 ①咯血：三七粉0.5～1克，温开水冲服，每日2～3次。②外伤出血：三七研极细末外敷，加压包扎。③胃寒胃痛：三七10克，延胡索5克，干姜3克，水煎代茶饮。④慢性前列腺炎、阴部刺痛：三七粉3克，水煎服，每日2次。⑤冠心病：三七粉适量，每日3次，每次1克，温开水冲服，30日为1个疗程。⑥心绞痛：三七粉末，每日2次，每次6克，温开水冲服。⑦寻常疣：三七粉，每日3次，每次0.5～1克，连服20～30日。

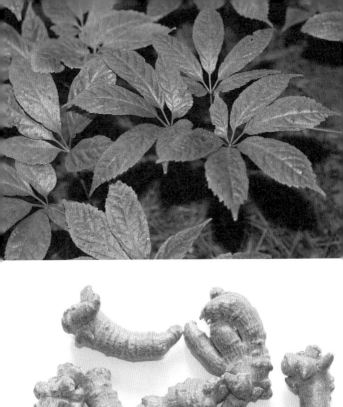
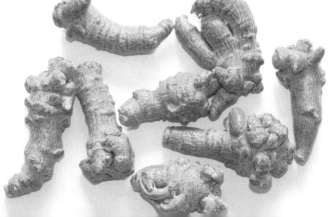

茜草

别名 金草、地血、茜根、四轮草、血见愁。

来源 本品为茜草科植物茜草 (*Rubia cordifolia* L.) 的干燥根及根茎。

生境 生长于山坡岩石旁或沟边草丛中。主产于安徽、河北、陕西、河南、山东等地。

采收 春、秋两季采挖，除去泥沙，干燥。

功用 苦，寒。归肝经。凉血，止血，祛瘀，通经。用于吐血，衄血，崩漏，外伤出血，经闭瘀阻，关节痹痛，跌打肿痛。

验方 ①吐血：茜草10克，研末，水煎，冷服。②痛经、经期不准：茜草15克，另配益母草和大枣各适量，水煎服。③软组织损伤：茜草200克，虎杖120克，用白布包煮20分钟，先浸洗，温后敷局部，冷后再加热使用，连续用药5～7日。④外伤出血：茜草适量，研细末，外敷伤处。⑤跌打损伤：茜草120克，白酒750毫升，将茜草置于白酒中浸泡7日，每次服30毫升，每日2次。⑥关节痛：茜草60克，猪蹄1节，水和黄酒各半，共炖2小时，吃猪蹄喝汤。

止血药 → 化瘀止血药

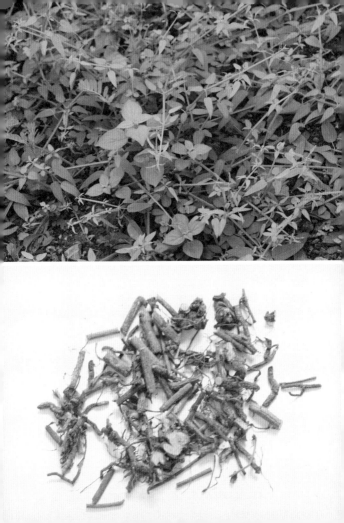

蒲黄

别名 蒲花、蒲棒、蒲草黄、毛蜡烛、蒲厘花粉。

来源 本品为香蒲科植物水烛香蒲 (*Typha angustifolia* L.) 或同属植物的干燥花粉。

生境 生长于池、沼、浅水中。全国大部分地区有产。

采收 夏季采收蒲棒上部的黄色雄花序，晒干后碾轧，筛取花粉。剪取雄花后，晒干，成为带有雄花的花粉，即为草蒲黄。

功用 甘，平。归肝、心包经。止血，化瘀，通淋。用于吐血，衄血，咯血，崩漏，外伤出血，经闭痛经，脘腹刺痛，跌打肿痛，血淋涩痛。

验方 ①产后胸闷昏厥、恶露不下：蒲黄100克，红茶6克，用水煎，去渣用汁，每日1剂。②婴儿湿疹：蒲黄研末，鸡蛋、黄油调敷。③尿血（非器质性疾病引起的）：炒蒲黄15克，墨旱莲、白茅根各30克，水煎服。④经期腰痛：生蒲黄、桃仁、五灵脂、川芎、红花各9克，当归12克，炮姜炭1.5克，炙甘草3克，水煎服，每日1剂。

　　止血药 → 化瘀止血药

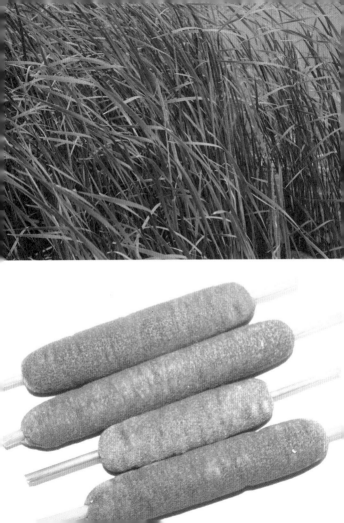

白及

BAI JI

别名 白芨、甘根、白给、白根、地螺丝。

来源 本品为兰科植物白及 [*Bletilla striata* (Thunb.) Reichb. f.] 的干燥块茎。

生境 生长于林下阴湿处或山坡草丛中。主产于贵州、四川、重庆、湖南、湖北、安徽、河南、浙江、陕西、云南、江西、甘肃、江苏、广东等地。

采收 夏、秋两季采挖，除去须根，洗净，置于沸水中煮或蒸至无白心，晒至半干，除去外皮，晒干。

功用 苦、甘、涩，微寒。归肺、肝、胃经。收敛止血，消肿生肌。用于咯血，吐血，外伤出血，疮疡肿毒，皮肤皲裂，肺结核咯血，溃疡病出血。

验方 ①心气疼痛：白及、石榴皮各5克，研为末，炼蜜为丸，如黄豆大，每次3丸，艾醋汤下。②手足皲裂：白及适量，研末，水调覆盖皲裂处，勿进水。③跌打骨折：白及末10克，酒调服。④鼻血不止：以水调白及末涂鼻梁上低处，另取白及末5克，水冲服。

止血药 → 收敛止血药

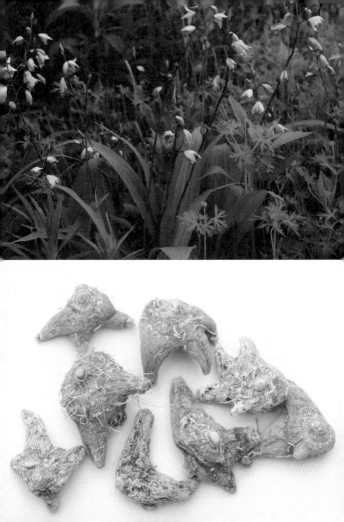

仙鹤草

别名 龙头草、刀口药、狼牙草、黄龙草、龙牙草。

来源 本品为蔷薇科植物龙牙草 (*Agrimonia pilosa* Ledeb.) 的干燥地上部分。

生境 生长于路旁、山坡或水边，也有栽培。我国南北各地均产。

采收 夏、秋两季茎叶茂盛时采割，除去杂质，干燥。

功用 苦、涩，平。归心、肝经。收敛止血，截疟，止痢，解毒。用于咯血，吐血，崩漏下血，疟疾，血痢，脱力劳伤，痈肿疮毒，阴痒带下。

验方 ①细菌性痢疾：仙鹤草40克，地锦草30克，水煎，脓多加红糖，血多加白糖，分3次服用。②妇女阴痒：仙鹤草60克，苦参30克，蛇床子10克，枯矾6克，每日1剂，煎汤外洗2次。③小儿多汗症：仙鹤草30～50克，大枣5～10枚，水煎，取煎汁频饮，每日1剂，7日为1个疗程。④鼻出血或牙龈出血：仙鹤草、白茅根各15克，焦栀子9克，水煎服。⑤滴虫性阴道炎：仙鹤草鲜品200克（干品100克），煎汁外洗，每晚1次。

止血药 → 收敛止血药

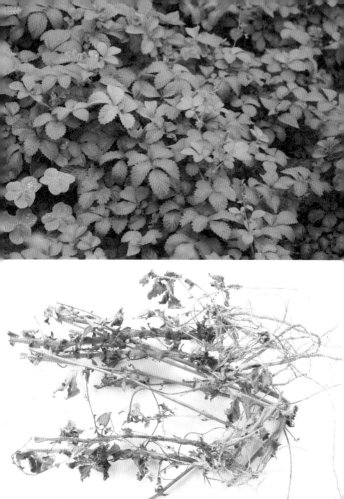

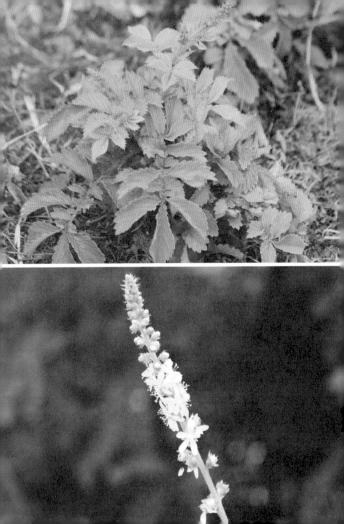

活血化瘀药

活血止痛药　活血调经药　活血疗伤药

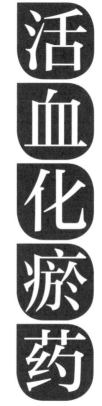

百草良方速认速查小红书

● 活血化瘀药

川芎

CHUAN XIONG

别名 香果、台芎、西芎、杜芎。

来源 本品为伞形科植物川芎 (*Ligusticum chuanxiong* Hort.) 的干燥根茎。

生境 生长于向阳山坡或半向阳山的荒地或水边，以及土质肥沃、排水良好的沙壤土。主产于四川等地。

采收 夏季当茎上的节盘显著突出，并略带紫色时采挖，除去泥沙，晒后烘干，再去须根。

功用 辛，温。归肝、胆、心包经。活血行气，祛风止痛。用于月经不调，经闭痛经，症瘕腹痛，胸胁刺痛，跌打肿痛，头痛，风湿痹痛。

验方 ①风热头痛：川芎5克，茶叶10克，水1盅，煎五分，饭前热服。②晚期宫颈癌：川芎、柴胡、当归、白果、白芍、椿皮、熟地黄各6克，水煎服，每日1剂。③急性乳腺炎：川芎、麻黄、甘草各9克，加水400毫升，煎至200毫升，每日4次，1～2剂为1个疗程。切不可一次服完，以免发汗过多。

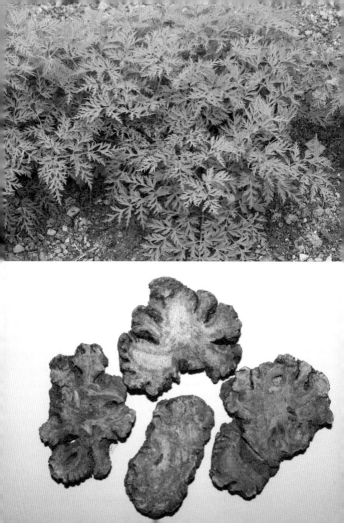

延胡索

别名 延胡、元胡、玄胡索、元胡索。

来源 本品为罂粟科植物延胡索 (*Corydalis yanhusuo* W. T. Wang) 的干燥块茎。

生境 生长于稀疏林、山地、树林边缘的草丛中。多为栽培。主产于浙江、江苏、湖北、湖南等地。

采收 夏初茎叶枯萎时采挖，除去须根，洗净，置于沸水中煮至恰无白心时，取出，晒干。

功用 辛、苦，温。归肝、脾经。活血，行气，止痛。用于胸胁、脘腹疼痛，胸痹心痛，经闭痛经，产后瘀阻，跌打肿痛。

验方 ①尿血（非器质性疾病引起的）：延胡索50克，芒硝37.5克，共研为末，每次20克，水煎服。②产后恶露不尽、腹内痛：延胡索末5克，以温酒调下。

活血化瘀药 → 活血止痛药

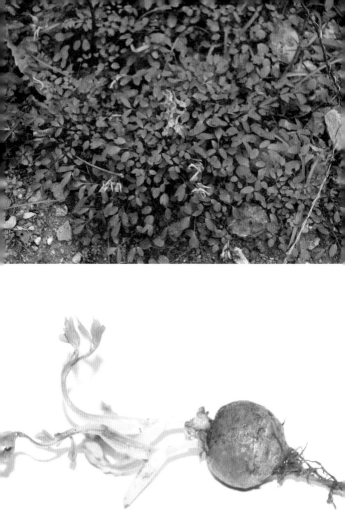

郁金

别名 黄郁、黄姜、玉金、温郁金、广郁金、白丝郁金、黄丝郁金。

来源 本品为姜科植物温郁金 (*Curcuma wenyujin* Y. H. Chen et C. Ling)、姜黄 (*Curcuma longa* L.)、广西莪术 (*Curcuma kwangsiensis* S. G. Lee et C. F. Liang) 或蓬莪术 (*Curcuma phaeocaulis* Val.) 的干燥块根。

生境 生长于林下。多为人工栽培。主产于浙江、四川、江苏、福建、广西、广东、云南等地。

采收 冬季茎叶枯萎后采挖，除去泥沙及细根，蒸或煮至透心，干燥。

功用 辛、苦，寒。归肝、心、肺经。活血止痛，行气化瘀，清心解郁，利胆退黄。用于经闭痛经，胸腹胀痛、刺痛，热病神昏，癫痫发狂，黄疸尿赤，血热尿赤，乳房胀痛。

验方 ①鼻血、吐血：郁金10克，研为细末，水冲服。②尿血（非器质性疾病引起的）：郁金50克，葱白1把，水煎温服，每日3次。

　　　　活血化瘀药 → 活血止痛药

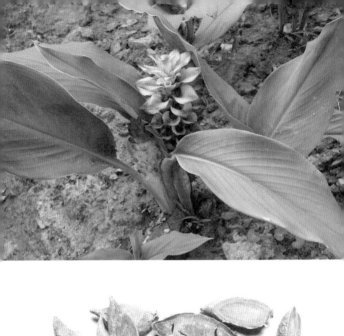

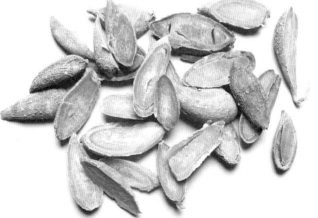

姜黄

别名 黄姜、宝鼎香、毛姜黄、片姜黄、黄丝玉金。

来源 本品为姜科植物姜黄 (*Curcuma longa* L.) 的干燥根茎。

生境 生长于排水良好、土层深厚、疏松肥沃的沙质壤土。主产于四川、福建、广东、广西、云南等地。

采收 冬季茎叶枯萎时采挖，洗净，煮或蒸至透心，晒干，除去须根。

功用 辛、苦，温。归脾、肝经。破血行气，通经止痛。用于胸胁刺痛，胸痹心痛，痛经闭经，症瘕，风湿肩臂疼痛，跌打肿痛。

验方 ①诸疮癣初生时痛痒：姜黄适量，外敷。②胃炎，胆管炎症，腹胀闷、疼痛，呕吐，黄疸：姜黄、广郁金、绵茵陈各7.5克，黄连0.6克，肉桂0.3克，延胡索6克，水煎服。③经水先期而至、血涩少：姜黄、当归、赤芍、熟地黄、川芎、黄芩、牡丹皮、延胡索、香附（制）各等份，水煎服。

活血化瘀药 → 活血止痛药

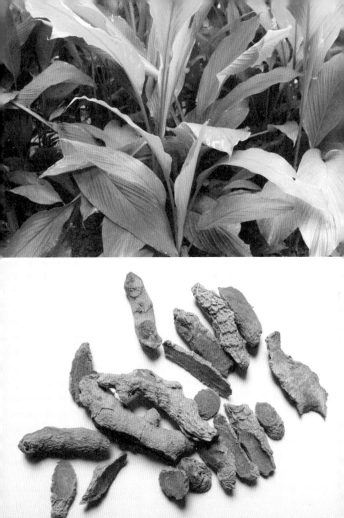

夏天无

别名 落水珠、夏无踪、野延胡、一粒金丹、伏地延胡索。

来源 本品为罂粟科植物伏生紫堇 [*Corydalis decumbens* (Thunb.) Pers.] 的干燥块茎。

生境 生长于土层疏松肥沃、富含腐殖质、排水良好的壤土。主产于江西、浙江等地。

采收 春季或初夏出苗后采挖，除去茎、叶及须根，洗净，干燥。

功用 苦、微辛，温。归肝经。活血止痛，舒筋活络，祛风除湿。用于中风偏瘫，头痛，跌打损伤，风湿性关节炎，坐骨神经痛，腰腿疼痛。

验方 ①腰肌劳损：夏天无全草25克，水煎服。②风湿性关节炎：夏天无适量，研为末，每次服15克，每日2次。③各型高血压：夏天无、钩藤、桑白皮、夏枯草各等份，水煎服；或夏天无研末，每次2～4克，水煎服。④高血压、脑瘤或脑栓塞所致偏瘫：鲜夏天无捣烂，每次大粒4～5粒，小粒8～9粒，每日1～3次，米酒或开水送服，连服3～12个月。

　　　　活血化瘀药 → 活血止痛药

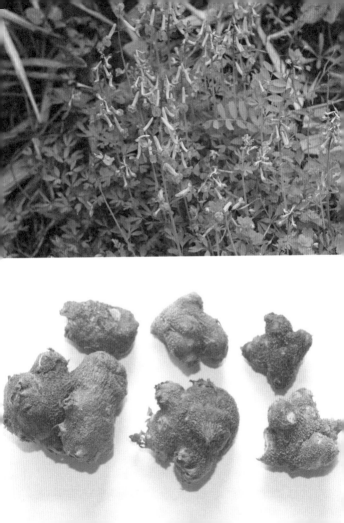

丹参

DAN SHEN

别名　山参、赤参、红根、活血根、紫丹参。

来源　本品为唇形科植物丹参 (*Salvia miltiorrhiza* Bge.) 的干燥根及根茎。

生境　生长于气候温暖湿润、日照充足的地方。主产于安徽、江苏、山东、河北、四川等地。

采收　春、秋两季采挖，除去泥沙，干燥。

功用　苦，微寒。归心、肝经。活血祛瘀，通经止痛，清心除烦，凉血消痈。用于胸痹心痛，脘腹胁痛，月经不调，痛经经闭，癥瘕积聚，热痹疼痛，疮疡肿痛，心烦不眠。

验方　①月经不调：丹参适量，研粉，每次6克。②血瘀经闭、痛经：丹参60克，月季花、红花各15克，以白酒500毫升浸渍，每次1~2小杯。

　活血化瘀药 ➙ 活血调经药

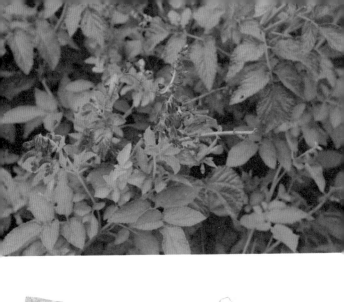

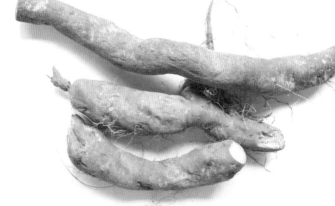

红花

别名 红蓝花、草红花、刺红花、杜红花、金红花。

来源 本品为菊科植物红花 (*Carthamus tinctorius* L.) 的干燥花。

生境 生长于向阳、地热高燥、土层深厚、中等肥力、排水良好的沙质土壤。全国各地均有栽培。

采收 夏季花由黄变红时采摘，阴干或晒干。

功用 辛，温。归心、肝经。活血通经，散瘀止痛。用于经闭，痛经，恶露不行，症瘕痞块，胸痹心痛，瘀滞腹痛，胸胁刺痛，跌扑损伤，疮疡肿痛。

验方 ①关节炎肿痛：红花适量，炒后研末，加入等量的地瓜粉，盐水或烧酒调敷患处。②产后腹痛：红花、川芎、炙甘草、炮姜各10克，桃仁、蒲黄（包煎）各15克，五灵脂（包煎）20克，水煎服。

　　　　活血化瘀药 → 活血调经药

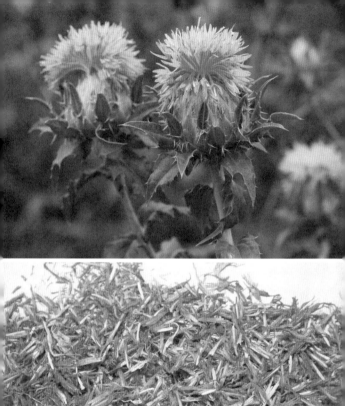
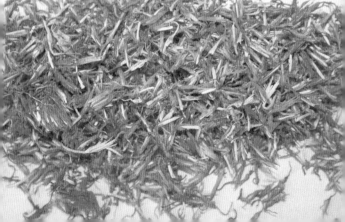

益母草

别名 益母、坤草、茺蔚、野天麻、益母蒿、地母草。

来源 本品为唇形科植物益母草 (*Leonurus japonicus* Houtt.) 的新鲜或干燥地上部分。

生境 生长于山野荒地、田埂、草地等。产于全国大部分地区。

采收 鲜品春季幼苗期至初夏花前期采割；干品夏季茎叶茂盛、花未开或初开时采割，晒干，或切段晒干。

功用 苦、辛，微寒。归肝、心包、膀胱经。活血调经，利尿消肿，清热解毒。用于月经不调，痛经经闭，恶露不尽，水肿尿少，急性肾炎水肿。

验方 ①痛经：益母草30克，香附9克，水煎，冲酒服。②闭经：益母草90克，橙子30克，红糖50克，水煎服。③功能失调性子宫出血：益母草50克，香附15克，鸡蛋2个，加水煮熟，再去壳煮10分钟，去药渣，吃蛋饮汤，每日1次。④产后腹痛：益母草50克，生姜30克，大枣20克，红糖15克，加水煎服。

活血化瘀药 → 活血调经药

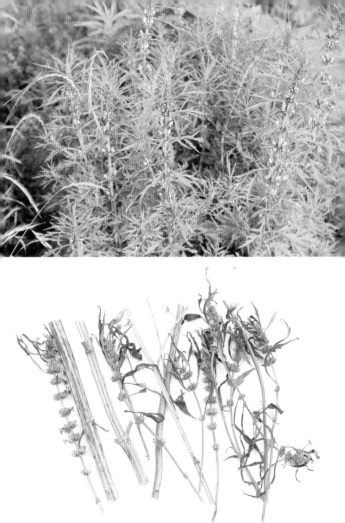

泽兰

别名 虎兰、虎蒲、风药、地石蚕、蛇王草、地瓜儿苗。

来源 本品为唇形科植物毛叶地瓜儿苗 (*Lycopus lucidus* Turcz. var. *hirtus* Regel) 的干燥地上部分。

生境 生长于沼泽地、水边。有栽培。产于全国大部分地区。

采收 夏、秋两季茎叶茂盛时采割，晒干。

功用 苦、辛，微温。归肝、脾经。活血调经，祛瘀消痈，行水消肿。用于月经不调，经闭，痛经，产后瘀血腹痛，疮痈肿痛，水肿腹水。

验方 ①产后四肢浮肿：泽兰叶、防己各3克，共研为末，温酒调服。②经期腰痛：泽兰叶30～60克，水煎，加适量红糖，每日1剂，分2次煎服。③闭经：泽兰、熟地黄、益母草各30克，赤芍10克，当归、香附各9克，水煎服，每日2剂。④产后瘀血腹痛：泽兰30克，赤芍10克，当归、没药、乳香、桃仁各9克，红花6克，水煎服，每日1剂。

活血化瘀药 → 活血调经药

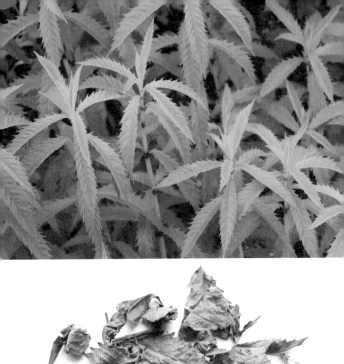

川牛膝

别名　牛膝、甜牛膝、大牛膝、拐牛膝、白牛膝、天全牛膝。

来源　本品为苋科植物川牛膝 (*Cyathula officinalis* Kuan) 的干燥根。

生境　生长于林缘、草丛中或栽培。主产于四川、云南、贵州等地。

采收　秋、冬两季采挖，除去芦头、须根及泥沙，烘或晒至半干，堆放回润，再烘干或晒干。

功用　甘、微苦，平。归肝、肾经。逐瘀通经，通利关节，利尿通淋。用于关节痹痛，尿血血淋，跌打损伤。

验方　①高血压：川牛膝20克，牡丹皮、桃仁、当归、川芎、生龙骨、生牡蛎各15克，车前子10克，煎汤服用。②腰腿痛：川牛膝、续断、杜仲各10克，水煎服，每日1剂。③骨髓炎：川牛膝、紫花地丁各20克，黄芪20～30克，土茯苓、丹参各30克，金银花、山药各25克，蒲公英45克，当归、骨碎补各12克，黄柏10克，水煎服，每日1剂，连服10～20剂。④牙痛：川牛膝、生石膏、生地黄、赭石各50克，甘草10克，水煎2次，混合后分上、下午服，每日1剂。

活血化瘀药 → 活血调经药

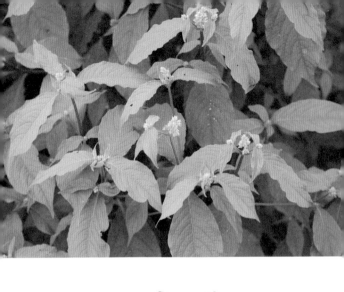

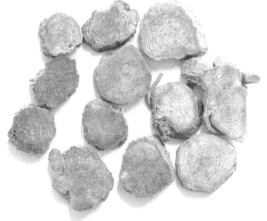

鸡血藤

JI XUE TENG

别名 红藤、血风藤、大血藤、活血藤、血龙藤。

来源 本品为豆科植物密花豆 (*Spatholobus suberectus* Dunn) 的干燥藤茎。

生境 生长于灌木丛中或山野间。主产于广西等地。

采收 秋、冬两季采收，除去枝叶，切片，晒干。

功用 苦、甘，温。归肝、肾经。补血活血，调经止痛，舒筋活络。用于月经不调，痛经，经闭，血虚萎黄，麻木瘫痪，风湿痹痛。

验方 ①手脚痛：鸡血藤100克，水煎服。②贫血：鸡血藤、土党参各30克，水煎服。③风湿性关节炎：鸡血藤、老鹳草各15克，忍冬藤30克，豨莶草、白薇各12克，水煎服。④腰痛：鸡血藤、伸筋草各9克，水煎服。⑤贫血：鸡血藤30克，水煎服，或熬膏服。⑥白细胞减少症：鸡血藤、黄芪各15克，大枣10枚，水煎服。⑦血虚血瘀月经不调、痛经，闭经：鸡血藤、当归、熟地黄各15克，川芎、香附各10克，水煎服。⑧中风后遗症手足痿弱、偏瘫：鸡血藤30克，黄芪15克，丹参、地龙干、赤芍各12克，水煎服。

活血化瘀药 → 活血调经药

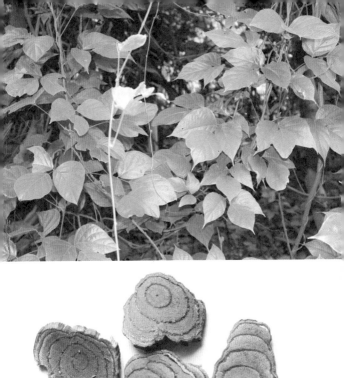

王不留行

WANG BU LIU XING

别名　奶米、大麦牛、不母留、王母牛。

来源　本品为石竹科植物麦蓝菜 [*Vaccaria segetalis* (Neck.) Garcke] 的干燥成熟种子。

生境　生长于山地、路旁及田间。主产于河北等地。

采收　夏季果实成熟、果皮尚未开裂时采割植株，晒干，打下种子，除去杂质，再晒干。

功用　苦，平。归肝、胃经。活血通经，下乳消肿，利尿通淋。用于乳汁不下，经闭，痛经，乳痈肿痛，淋证涩痛。

验方　①急性乳腺炎：王不留行25克，蒲公英50克，每日1剂，水煎，分2次服用。②血栓性脉管炎：王不留行、茯苓、茜草、丹参各12克，黄柏、土鳖虫各6克，木瓜、青风藤、川牛膝各9克，薏苡仁20克，水煎服，每日1剂，分2次服用。③产后缺乳：王不留行15克，猪蹄1只，穿山甲9克，通草10克，加水炖服。

活血化瘀药　→　活血调经药

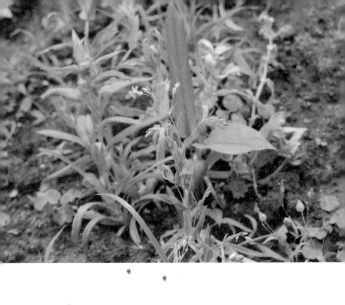

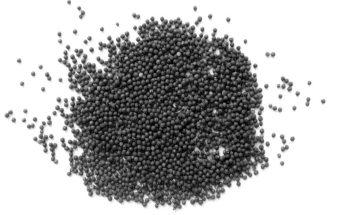

凌霄花

别名　追罗、紫葳花、堕胎花、吊墙花、藤萝草、上树龙。

来源　本品为紫葳科植物美洲凌霄 [*Campsis radicans* (L.) Seem.]或凌霄 [*Campsis grandiflora* (Thunb.) K. Schum.] 的干燥花。

生境　生长于墙根、树旁、竹篱边。多为野生，也有栽培。主产于江苏、浙江、江西、湖北等地。

采收　夏、秋两季花盛开时采收，干燥。

功用　甘、酸、寒。归肝、心包经。活血通经，凉血祛风。用于月经不调，经闭症瘕，产后乳肿，风疹发红，皮肤瘙痒，痤疮。

验方　①皮肤湿癣：凌霄花、白矾、雄黄各9克，黄连、天南星、羊蹄根各10克，研细末，用水调匀外搽患处，每日3次。②瘀血阻滞、月经闭止、发热腹胀：凌霄花、牡丹皮、桃仁各9克，赤芍15克，红花6克，当归10克，水煎服，每日1剂。③血热风盛的周身痒症：凌霄花9克，水煎服。④闭经：凌霄花为末，每次10克，食前温酒下。⑤便血：凌霄花适量，浸酒饮服。

活血化瘀药 → 活血调经药

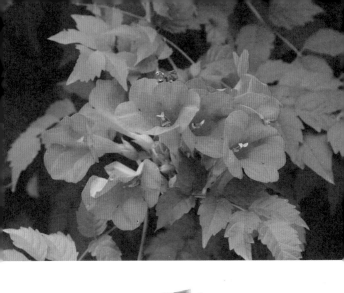

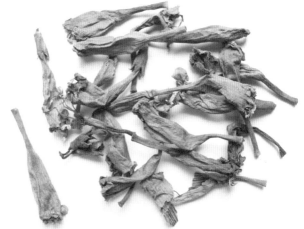

马钱子

MA QIAN ZI

别名 苦实、马前子、番木鳖。

来源 本品为马钱科植物马钱 (*Strychnos nux-vomica* L.) 的干燥成熟种子。

生境 生长于山地林中。主产于福建、台湾、广东、广西、云南等地。

采收 冬季采收成熟果实，取出种子，晒干。

功用 苦，温；有大毒。归肝、脾经。通络止痛，散结消肿。用于风湿顽痹，骨折肿痛，麻木瘫痪，跌打损伤，痈疽疮毒，小儿麻痹后遗症，类风湿关节痛。

验方 ①喉炎肿痛：马钱子、青木香、山豆根各等份，研为末，吹入喉中。②面神经麻痹：马钱子适量，湿润后切成薄片，6克可切18～24片，排列于橡皮膏上，贴敷于患侧面部（向左歪贴右，向右歪贴左），7～10日调换一张，至恢复正常为止。

　活血化瘀药 → 活血疗伤药

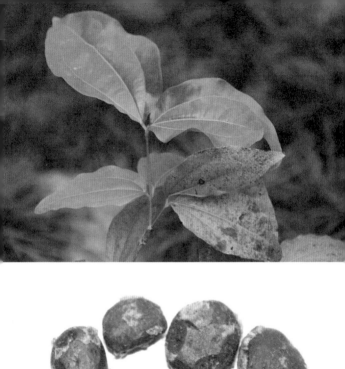
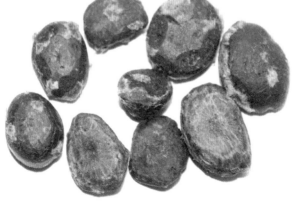

自然铜

别名 石髓铅、方块铜。

来源 本品为硫化物类矿物黄铁矿族黄铁矿，主含二硫化铁（FeS_2）。

生境 主产于四川、广东、江苏、云南等地。

采收 全年均可挖采，除去杂质即可。

功用 辛，平。归肝经。散瘀止痛，续筋接骨。用于跌打肿痛，筋骨折伤，瘀阻疼痛。

验方 ①闪腰岔气、腰痛：煅自然铜、土鳖虫各50克，研细末，每次2克，开水送下，每日2次。②跌打肿痛：自然铜（研极细末，水飞过）、没药、当归各0.25克，以酒调频服，以手摩痛处。③恶疮及火烧汤烫：自然铜、密陀僧各50克，并煅研，甘草、黄柏各100克（并为末），上四味，一并研细，收密器中，水调涂或干敷。④跌打损伤、骨折：自然铜、骨碎补各50克，红花、当归各24克，土鳖虫15克，共研细粉，每次6克，黄酒送服。

活血化瘀药 → 活血疗伤药

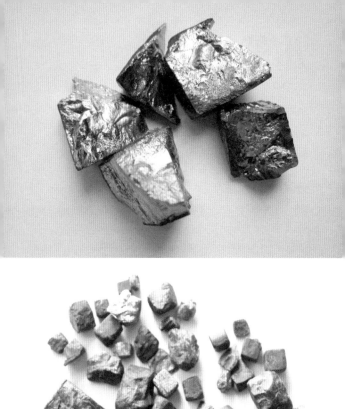

儿茶

别名 孩儿茶、儿茶膏、方儿茶、乌丁泥。

来源 本品为豆科植物儿茶 [*Acacia catechu* (L. f.) Willd.] 的去皮枝、干的干燥煎膏。

生境 生长于向阳坡地。主产于云南、广西等地。

采收 冬季采收枝、干，除去外皮，砍成大块，加水煎煮，浓缩，干燥。

功用 苦、涩，微寒。归肺、心经。活血止痛，止血生肌，收湿敛疮，清肺化痰。用于溃疡不敛，湿疹，口疮，跌打肿痛，外伤出血。

验方 ①扁桃体炎：儿茶、柿霜各15克，冰片1克，枯矾10克，共研细粉，用甘油调成糊状，搽患处。②口疮糜烂：儿茶5克，硼砂2.5克，研为粉，敷患处。③疮疡久不收口、湿疹：儿茶、龙骨各5克，冰片0.5克，共研细粉，敷患处。④肺结核咯血：儿茶50克，明矾40克，共研细末，水煎服，每次0.1～0.2克，每日3次。

　　活血化瘀药 → 活血疗伤药

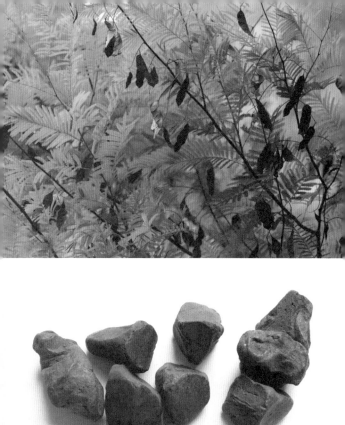

三棱

别名 芩根、芩草、京三棱、红蒲根、光三棱、黑三棱、三棱草。

来源 本品为黑三棱科植物黑三棱 (*Sparganium stoloniferum* Buch.-Ham.) 的干燥块茎。

生境 生长于池沼或水沟等处。主要产于河北、辽宁、江西、江苏等地。

采收 秋、冬两季采挖其根茎，洗净泥土，除去茎叶，削去外皮，晒干或烘干。

功用 辛、苦，平。归肝、脾经。破血行气，消积止痛。用于症瘕痞块，胸痹心痛，痛经，瘀血经闭，食积胀痛。

验方 ①**食积腹胀**：三棱、莱菔子各9克，水煎服。②**反胃恶心、药食不下**：三棱（炮）50克，生丁香1.5克，共研为末，每次5克，开水送下。③**慢性肝炎或迁延性肝炎**：三棱、莪术、青皮、当归各9克，赤芍12克，丹参24克，白茅根30克，水煎服。

活血化瘀药 → 活血疗伤药

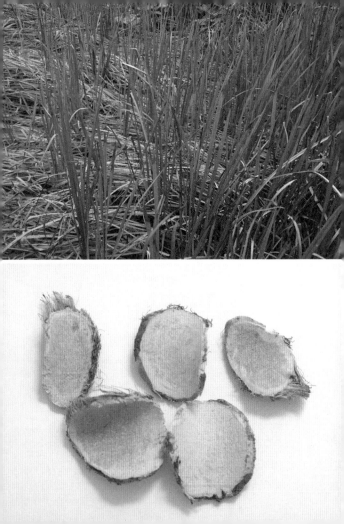

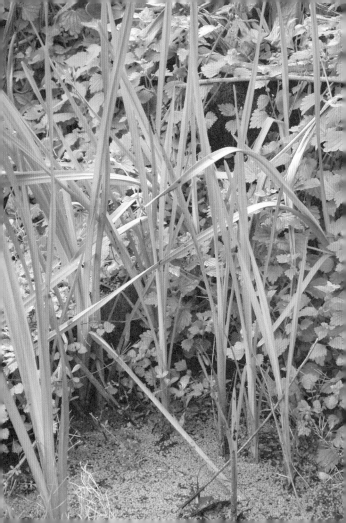

化痰止咳平喘药

平喘药

温化寒痰药　清化热痰药　止咳平喘药

半夏

别名 示姑、地茨菇、老鸹头、羊眼半夏、地珠半夏。

来源 本品为天南星科植物半夏 [*Pinellia ternata* (Thunb.) Breit.] 的干燥块茎。

生境 生长于山坡、溪边阴湿的草丛中或林下。我国大部分地区有分布。

采收 夏、秋两季采挖，洗净，除去外皮及须根，晒干。

功用 辛、温；有毒。归脾、胃、肺经。燥湿化痰，降逆止呕，消痞散结。用于湿痰寒痰，咳喘痰多，痰饮眩悸，风痰眩晕，痰厥头痛，呕吐反胃，胸脘痞闷，梅核气；生用外治痈肿痰核。姜半夏多用于降逆止呕。

验方 ①湿痰喘急、心痛：半夏适量，香油炒，研末，作丸梧桐子大，每次三五十丸，姜汤送下。②时气呕逆不下、呕吐：半夏15克，生姜、茯苓各10克，水煎服。③癫狂痛证：半夏15克，秫米30克，蜂蜜20克，水煎服。

化痰止咳 平喘药 → 温化寒痰药

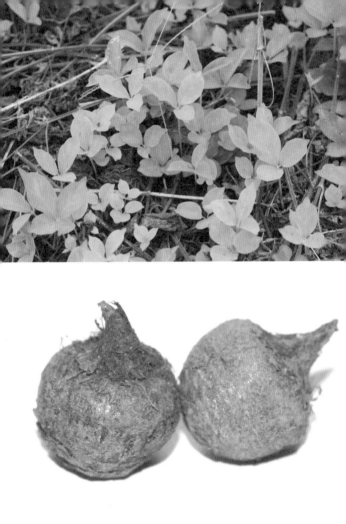

天南星

别名 南星、虎掌、独角莲、野芋头、虎掌南星。

来源 本品为天南星科植物天南星 [*Arisaema erubescens* (Wall.) Schott]、异叶天南星 (*Arisaema heterophyllum* Bl.) 或东北天南星 (*Arisaema amurense* Maxim.) 的干燥块茎。

生境 生长于丛林之下或山野阴湿处。主产于河南、河北、四川等地。

采收 秋、冬两季茎叶枯萎时采挖，除去须根及外皮，干燥。

功用 苦、辛，温；有毒。归肺、肝、脾经。燥湿化痰，祛风止痉，散结消肿。用于顽痰咳嗽，风痰眩晕，中风痰壅，口眼歪斜，半身不遂，癫痫，惊风，破伤风。生用：外治痈肿，蛇虫咬伤。

验方 ①痰湿臂痛：天南星、苍术各等份，生姜3片，水煎服。②风痫：天南星（九蒸九晒）研为末，姜汁糊丸，如梧桐子大，煎人参、菖蒲汤或麦冬汤下20丸。③诸风口噤：天南星（炮，锉），大人15克，小儿5克，生姜5片，紫苏叶5克，水煎减半，入雄猪胆汁少许，温服。

化痰止咳 平喘药 → 温化寒痰药

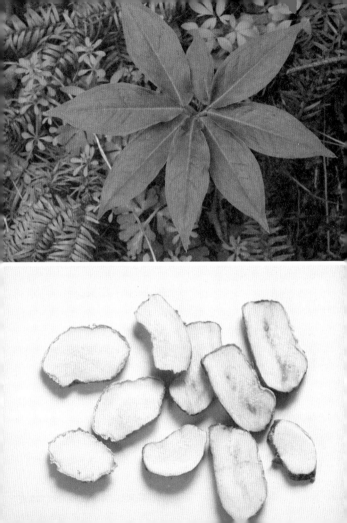

旋覆花

别名 金钱花、金沸花、满天星、全福花、金盏花、猫耳朵花。

来源 本品为菊科植物旋覆花 (*Inula japonica* Thunb.) 或欧亚旋覆花 (*Inula britannica* L.) 的干燥头状花序。

生境 生长于山坡路旁、湿润草地、河岸和田埂上。主产于东北、华北、华东、华中及广西等地。

采收 夏、秋两季花开放时采收，除去杂质，阴干或晒干。

功用 苦、辛、咸，微温。归肺、脾、胃、大肠经。降气，消痰，行水，止呕。用于风寒咳嗽，痰饮蓄结，胸膈痞满，喘咳痰多，呕吐噫气，心下痞硬。

验方 ①肝炎：旋覆花15克，葱14茎，加水3升，煮取1升，顿服。②风火牙痛：旋覆花研为末，搽牙根上。③胃癌胸胁胀满、食欲不振、胃痛：旋覆花、柴胡、枳壳各12克，白芍、黄药子各15克，丹参、白花蛇舌草、半枝莲各30克，水煎服，每日1剂。④慢性支气管炎兼气喘：旋覆花、百部各10克，黄芪24克，地龙6克，水煎服，每日1剂，分2次服用。

　化痰止咳 平喘药 → 温化寒痰药

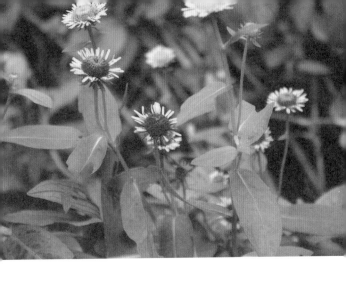

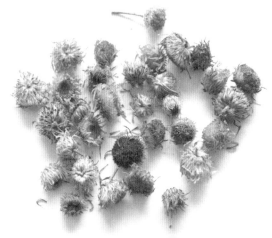

白前

别名 嗽药、石蓝、草白前、空白前、鹅管白前、竹叶白前。

来源 本品为萝藦科植物柳叶白前 [*Cynanchum stauntonii* (Decne.) Schltr. ex Lév1.] 或芫花叶白前 [*Cynanchum glaucescens* (Decne.) Hand.-Mazz.] 的干燥根茎及根。

生境 生长于山谷中阴湿处、江边沙碛之上或溪滩。主产于浙江、安徽、福建、江西、湖北、湖南、广西等地。

采收 秋季采收，除去地上部分及泥土，晒干，即为白前；如将节部的根除去而留根茎则为鹅管白前。

功用 辛、苦，微温。归肺经。降气，消痰，止咳。用于肺气壅实，咳嗽痰多，胸满喘急。

验方 ①跌打胁痛：白前25克，香附15克，青皮5克，水煎服。②肺热咳嗽：白前、桑白皮、黄芩、知母各10克，瓜蒌、鱼腥草各15克，金银花12克，水煎服。③疟疾脾肿大：白前25克，水煎服。④久咳咯血：白前15克，桔梗、桑白皮各10克，甘草（炙）5克，上四味切，加水2升，煮取半升，空腹顿服。忌猪肉、海藻、菘菜。

化痰止咳 平喘药 → 温化寒痰药

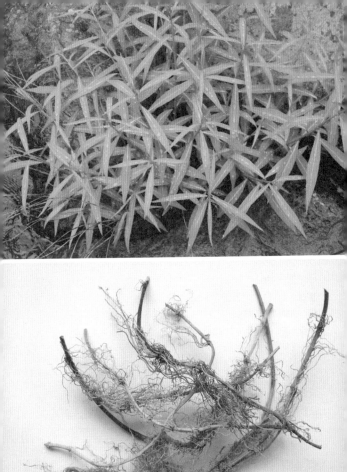

川贝母

CHUAN BEI MU

别名 贝母、川贝、贝壳母、京川贝。

来源 本品为百合科植物川贝母（*Fritillaria cirrhosa* D. Don）、暗紫贝母（*Fritillaria unibracteata* Hsiao et K. C. Hsia）、甘肃贝母（*Fritillaria przewalskii* Maxim.）、梭砂贝母（*Fritillaria delavayi* Franch.）、太白贝母（*Fritillaria taipaiensis* P. Y. Li）或瓦布贝母 [*Fritillaria unibracteata* Hsiao et K. C. Hsia var. *wabuensis* (S. Y. Tang et S. C. Yue) Z. D. Liu, S. Wang et S. C. Chen] 的干燥鳞茎。

生境 生长于高寒地区、土壤比较湿润的向阳山坡。主产于四川、西藏、云南等地。

采收 夏、秋两季或积雪融化时采挖，除去须根、粗皮及泥沙，晒干或低温干燥。

功用 苦、甘，微寒。归肺、心经。清热润肺，化痰止咳，散结消痈。用于肺热燥咳，干咳少痰，阴虚劳嗽，痰中带血，乳痈，瘰疬。

验方 ①下乳：川贝母、牡蛎、知母共研为细末，同猪蹄汤调下。②乳腺炎：川贝母、金银花各10克，共为细末，每次10克，好酒调，饭后服。

　　化痰止咳 平喘药 → 清化热痰药

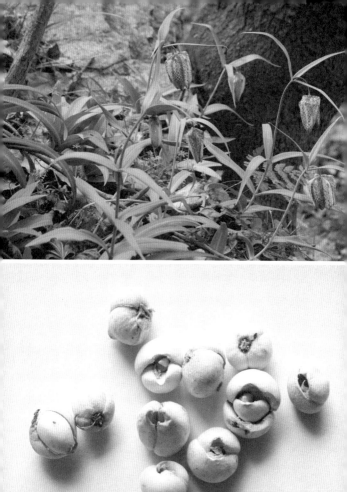

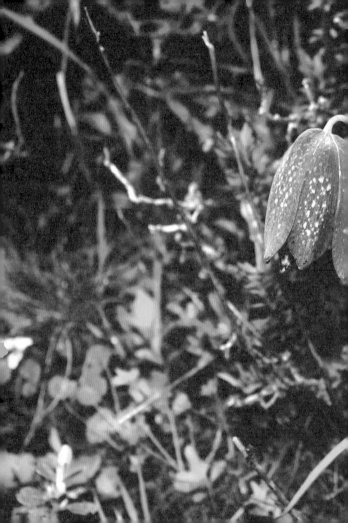

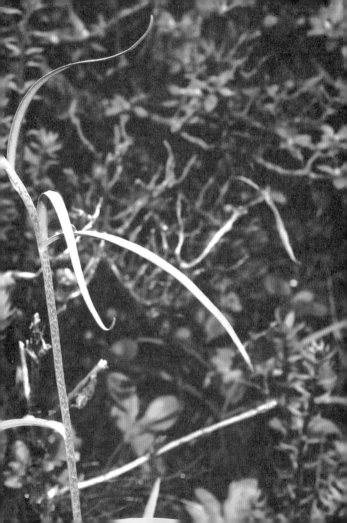

浙贝母

别名 浙贝、珠贝、大贝母、象贝母、元宝贝。

来源 本品为百合科植物浙贝母 (*Fritillaria thunbergii* Miq.) 的干燥鳞茎。

生境 生长于湿润的山脊、山坡、沟边及村边草丛中。主产于浙江、江苏、安徽、湖南等地。

采收 初夏植株枯萎时采挖，洗净。大小分开，大者除去芯芽，习称"大贝"；小者不去芯芽，习称"珠贝"。分别撞擦，除去外皮，拌以煅过的贝壳粉，吸去擦出的浆汁，干燥；或取鳞茎，大小分开，洗净，除去芯芽，趁鲜切成厚片，洗净，干燥，习称"浙贝片"。

功用 苦，寒。归肺、心经。清热化痰止咳，解毒散结消痈。用于风热咳嗽，痰火咳嗽，肺痈，乳痈，瘰疬，疮毒。

验方 ①感冒咳嗽：浙贝母、桑叶、知母、杏仁各15克，紫苏10克，水煎服。②痈毒肿痛：浙贝母、连翘各15克，金银花30克，蒲公英40克，水煎服。

　　化痰止咳 平喘药 → 清化热痰药

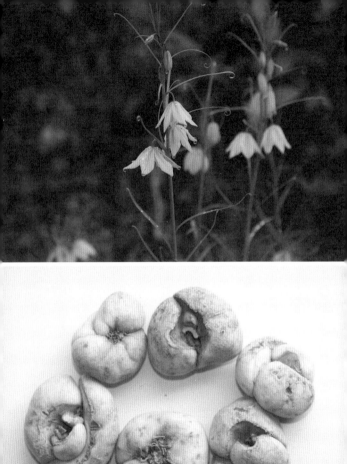

瓜蒌

别名 吊瓜、药瓜、栝楼、药瓜皮、栝楼实。

来源 本品为葫芦科植物栝楼 (*Trichosanthes kirilowii* Maxim.) 或双边栝楼 (*Trichosanthes rosthornii* Harms) 的干燥成熟果实。

生境 生长于山坡、草丛、林缘半阴处。主产于山东、河南、河北等地。

采收 秋季果实成熟时，连果梗剪下，置于通风处阴干。

功用 甘、微苦，寒。归肺、胃、大肠经。清热涤痰，宽胸散结，润燥滑肠。用于肺热咳嗽，痰浊黄稠，胸痹心痛，结胸痞满，乳痈，肺痈，肠痈肿痛，大便秘结。

验方 ①发热头痛：瓜蒌1枚，取瓤细锉，置于瓷碗中，加热水浸泡，去滓服。②小便不通、腹胀：瓜蒌焙研，每次10克，热酒下，频服，以通为度。③化痰通腑：全瓜蒌30～40克，胆南星6～10克，生大黄、芒硝（熔化）各10～15克，水煎服。

　化痰止咳 平喘药 → 清化热痰药

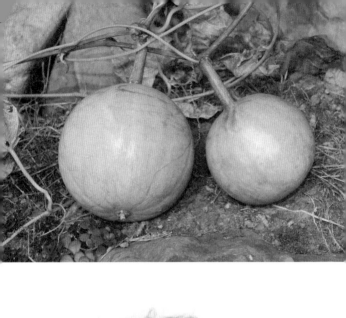

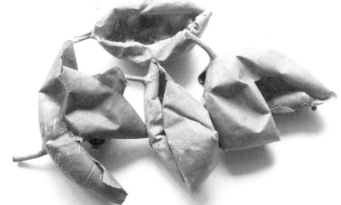

竹茹

别名 麻巴、竹皮、青竹茹、竹二青、淡竹茹、淡竹皮茹。

来源 本品为禾本科植物青秆竹 (*Bambusa tuldoides* Munro)、大头典竹[*Sinocalamus beecheyanus* (Munro) McClure var. *pubescens* P. F. Li] 或淡竹 [*Phyllostachys nigra* (Lodd.) Munro var. *henonis* (Mitf.) Stapf ex Rendle] 的茎秆的干燥中间层。

生境 生长于路旁、山坡，也有栽培的。主产于长江流域和南方各地。

采收 全年均可采制，取新鲜茎，除去外皮，将稍带绿色的中间层刮成丝条，或削成薄片，捆扎成束，阴干。前者称"散竹茹"，后者称"齐竹茹"。

功用 甘，微寒。归肺、胃、心、胆经。清热化痰，除烦，止呕。用于痰热咳嗽，胆火挟痰，惊悸不宁，心烦失眠，中风痰迷，胃热呕吐，妊娠恶阻，胎动不安。

验方 肺热痰咳：竹茹、杏仁、枇杷叶各9克，桑白皮12克，瓜蒌10克，甘草、黄芩各6克，水煎服。

　　化痰止咳 平喘药 → 清化热痰药

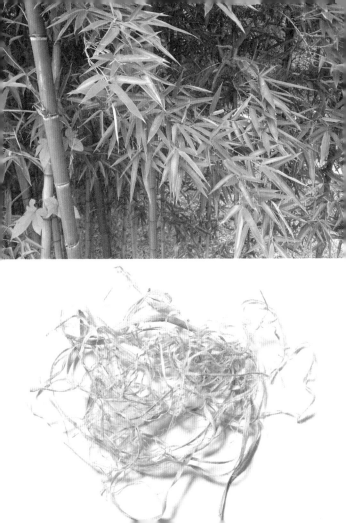

前胡

别名 土当归、水前胡、野当归、野芹菜、鸡脚前胡。

来源 本品为伞形科植物白花前胡 (*Peucedanum praeruptorum Dunn*) 的干燥根。

生境 生长于向阳山坡草丛中。主产于浙江、江西、四川等地。

采收 冬季至次春茎叶枯萎或未抽花茎时采挖，除去须根，洗净，晒干或低温干燥。

功用 苦、辛，微寒。归肺经。散风清热，降气化痰。用于风热咳嗽痰多，痰热喘满，咳痰黄稠。

验方 ①小儿夜啼：前胡捣筛，蜜丸小豆大，日服1丸，温开水送下。②细菌性痢疾：前胡粉每次6克，水煎服，每日3次。③白癜风：前胡20克，防风10克，补骨脂30克，研为细末，放入100毫升75%的乙醇中浸泡7日，过滤取汁，用棉签蘸药液涂搽患处，每次5～15分钟，每日早、晚各1次。④风寒感冒：前胡、防风、桔梗、荆芥、羌活、柴胡各10克，枳壳5克，川芎3克，水煎服。

　　化痰止咳 平喘药 → 清化热痰药

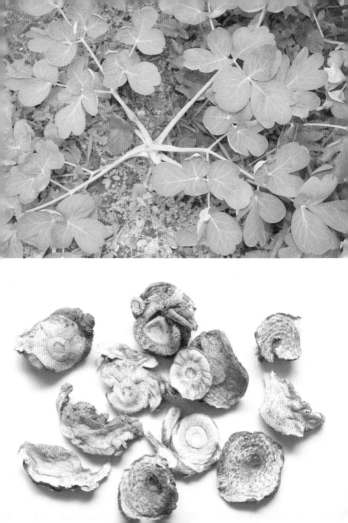

桔梗

别名 白药、梗草、卢茹、苦梗、大药、苦菜根。

来源 本品为桔梗科植物桔梗 [*Platycodon grandiflorum* (Jacq.) A. DC.] 的干燥根。

生境 生长于山地草坡、林缘，有栽培。全国大部分地区均有，以东北、华北地区产量较大，华东地区质量较优。

采收 春、秋两季采挖，洗净，除去须根，趁鲜剥去外皮或不去外皮，干燥。

功用 苦、辛，平。归肺经。宣肺，利咽，祛痰，排脓。用于咳嗽痰多，胸闷不畅，咽痛音哑，肺痈吐脓，疮疡脓成不溃。

验方 ①小儿喘息性肺炎：桔梗、枳壳、半夏、陈皮各4克，神曲、茯苓各5克，甘草1.5克，以上为3岁小儿用量，每日服1～2剂。②肺痈唾脓痰：桔梗15克，冬瓜子12克，鱼腥草30克，甘草6克，加水煎汤服。③咽喉肿痛：桔梗、生甘草各6克，薄荷、牛蒡子各9克，水煎服。④风热咳嗽痰多、咽喉肿痛：桔梗、甘草各9克，桑叶15克，菊花12克，杏仁6克，水煎服。

化痰止咳 平喘药 → 清化热痰药

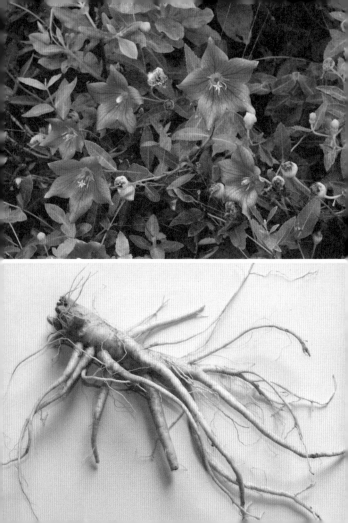

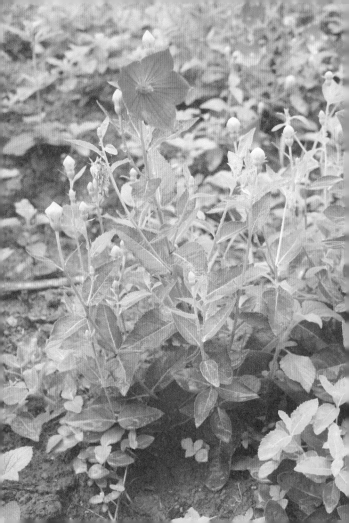

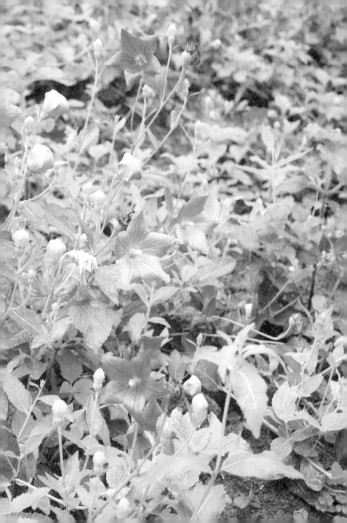

胖大海

别名　大海榄、大海子、大洞果、安南子。

来源　本品为梧桐科植物胖大海 (*Sterculia lychnophora* Hance) 的干燥成熟种子。

生境　生长于热带地区。产于泰国、柬埔寨、马来西亚等国，我国海南、广西有引种。

采收　4～6月果实成熟开裂时，采收种子，晒干用。

功用　甘，寒。归肺、大肠经。清热润肺，利咽开音，润肠通便。用于肺热声哑，干咳无痰，咽喉干痛，热结便闭，头痛目赤。

验方　①肺热咳嗽、咽痛音哑：胖大海2枚，桔梗10克，甘草6克，煎汤饮。②肠道燥热、大便秘结：胖大海4枚，蜂蜜适量，沸水浸泡饮。③急性扁桃体炎：胖大海4～8枚，放入碗内，开水冲泡，闷盖半小时左右，慢慢服完，间隔4小时，如法再泡服1次。④急性咽炎：胖大海2枚，金银花1.5克，玄参3克，生甘草2克，用纱布包好，开水冲泡，代茶饮。

　化痰止咳 平喘药　→　清化热痰药

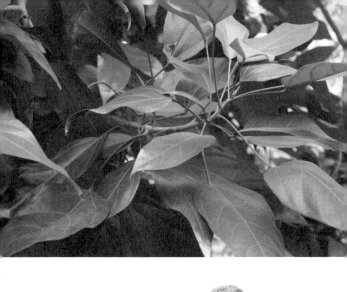

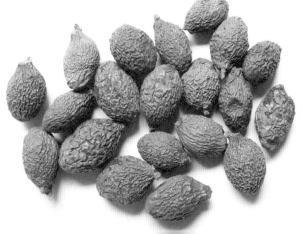

海藻

别名 海萝、落首、乌菜、海带龙、海藻菜。

来源 本品为马尾藻科植物羊栖菜 [*Sargassum fusiforme* (Harv.) Setch.] 或海蒿子 [*Sargassum pallidum* (Turn.) C. Ag.] 的干燥藻体。

生境 生长于低潮线以下的浅海区域，海洋与陆地交接的地方。主产于浙江、福建、广东、广西等地。

采收 夏、秋两季采捞，除去杂质，洗净，晒干。

功用 苦、咸、寒。归肝、胃、肾经。软坚散结，消痰，利水消肿。用于瘿瘤、瘰疬、睾丸肿痛，痰饮水肿。

验方 ①甲状腺肿：海藻、海带各15克，黄药子、柴胡各10克，夏枯草18克，生牡蛎30克，水煎服。②淋巴结肿大：海藻、生牡蛎各30克，玄参15克，夏枯草10克，水煎服；或海藻、香附、夏枯草、浙贝母各10克，水煎服。③疝气、睾丸肿大：海藻30克，炒橘核12克，小茴香10克，水煎或制丸服。

化痰止咳 平喘药 → 清化热痰药

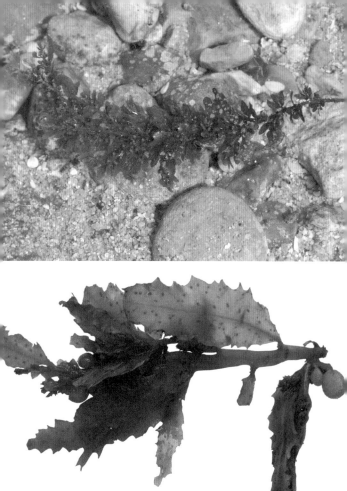

苦杏仁

KU XING REN

别名 苦杏仁、北杏、杏子、光北杏、木落子、光中杏。

来源 本品为蔷薇科植物山杏 (*Prunus armeniaca* L. var. *ansu* Maxim.) 的干燥成熟种子。

生境 多栽培于低山地或丘陵山地。主产于北方地区（华北、东北、西北），以内蒙古、吉林、辽宁、河北、山西、陕西居多。

采收 夏季采收成熟果实，除去果肉及核壳，取出种子，晒干。

功用 苦，微温；有小毒。归肺、大肠经。降气止咳平喘，润肠通便。用于咳嗽气喘，胸满痰多，血虚津枯，肠燥便秘。

验方 ①伤风咳嗽：杏仁10克，生姜3片，白萝卜1个，水煎服。②久喘：杏仁10克，萝卜1个，猪肺1个，用水炖至烂熟吃。③胃痛：杏仁10粒，胡椒7粒，大枣7枚，捣碎，再用黄酒送服。④便秘：生杏仁（去皮尖）20～30粒，捣烂，加入10毫升蜂蜜，食用。⑤风寒咳嗽：杏仁6～10克，生姜3片，白萝卜100克，加水400毫升，文火煎至100毫升，每日1剂，早、晚分服。

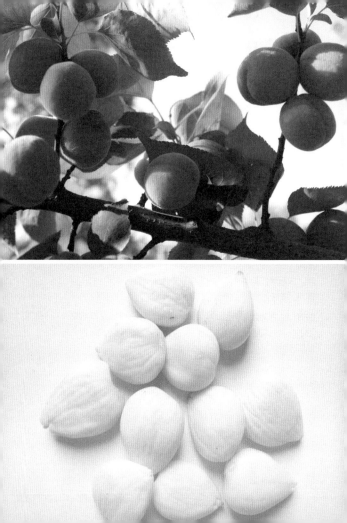

百部

别名 嗽药、百条根、山百根、药虱药、野天门冬。

来源 本品为百部科植物蔓生百部 [*Stemona japonica* (Bl.) Miq.] 等的干燥块根。

生境 生长于阳坡灌木林下或竹林下。主产于安徽、江苏、浙江、湖北、山东等地。

采收 春、秋两季采挖，除去须根，洗净，置于沸水中略烫或蒸至无白心，取出，晒干。

功用 甘、苦，微温。归肺经。润肺下气止咳，杀虫灭虱。用于新、久咳嗽，肺痨咳嗽，百日咳；外用于头虱、体虱、蛲虫病，阴痒。蜜百部润肺止咳，用于阴虚劳嗽。

验方 ①剧烈咳嗽：百部根浸酒，温服，每日3次。②熏衣虱：百部、秦艽各等份，共研为末，烧烟熏衣，虱自落。用上两药煮汤洗亦可。

化痰止咳 平喘药 → 止咳平喘药

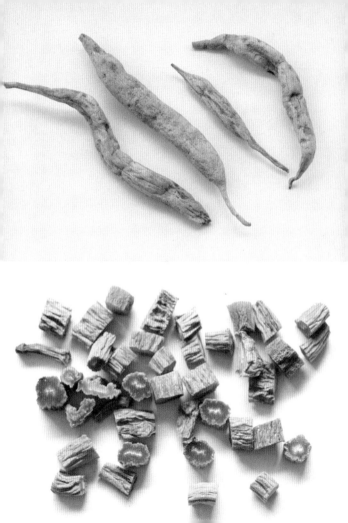

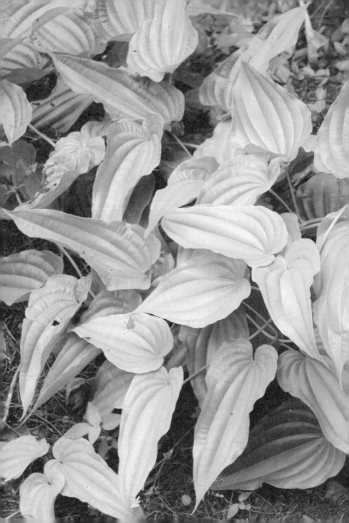

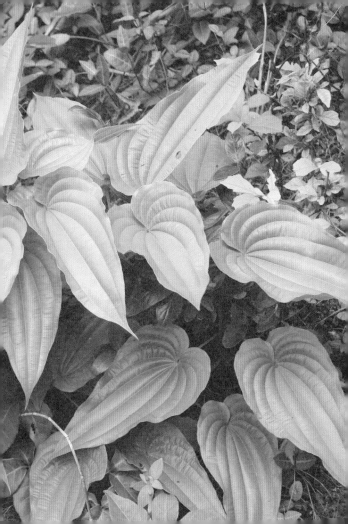

桑白皮

别名 桑皮、桑根皮、白桑皮、桑根白皮。

来源 本品为桑科植物桑 (*Morus alba* L.) 的干燥根皮。

生境 生长于丘陵、山坡、村旁、田野等处。多为人工栽培。分布于全国各地。

采收 秋末叶落至次春发芽前采挖根部，刮去黄棕色粗皮，纵向削开，剥取根皮，晒干。

功用 甘，寒。归肺经。泻肺平喘，利水消肿。用于肺热喘咳，水肿胀满尿少，面目肌肤浮肿。

验方 ①蜈蚣、蜘蛛咬伤：桑白皮适量，捣汁敷。②牙龈出血：桑白皮20克，白茅根30克，水煎2次，混合后早晚分服，每日1剂。③脱发：桑白皮120克，用水煎，去渣取汁洗发。④痤疮：桑白皮、黄芩、枇杷叶、苦参、栀子各10克，金银花、茵陈各15克，白花蛇舌草25克，生甘草5克，制成桑白皮1号方，配合外搽颠倒散洗剂（取硫黄、生大黄各10克，研细末加石灰水100毫升混合，用时振荡），每日3次。

化痰止咳 平喘药 → 止咳平喘药

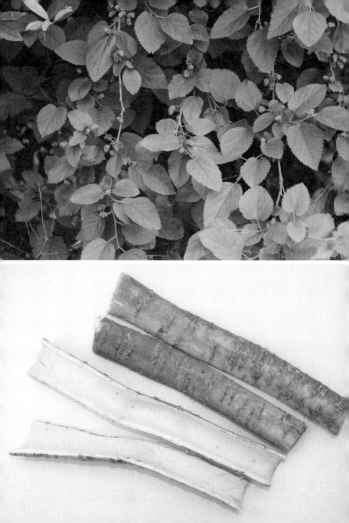

葶苈子

别名 丁历、大适、大室、辣辣菜、北葶苈子、甜葶苈子。

来源 本品为十字花科植物独行菜 (*Lepidium apetalum* Willd.) 或播娘蒿 [*Descurainia sophia* (L.) Webb. ex Prantl.] 的干燥成熟种子。

生境 生长于路旁、沟边或山坡、田野。主产于华北、东北等地。

采收 夏季果实成熟时采割植株，晒干，搓出种子，除去杂质。

功用 辛、苦，大寒。归肺、膀胱经。泻肺平喘，行水消肿。用于痰涎壅肺，喘咳痰多，胸胁胀满，不得平卧，胸腹水肿，小便不利，肺源性心脏病水肿。

验方 ①腹水：葶苈子50克，杏仁20枚，熬黄，捣细，分10次服用。②寒痰咳喘：葶苈子、芥子、紫苏子各10克，川贝母15克，水煎服。③支原体肺炎：葶苈子、沙参各10克，百部、紫菀、麦冬、桔梗、天冬、百合、款冬花各20克，甘草5克，水煎服，每日1剂。④小便不通：葶苈子、马蔺花、小茴香各等份（俱炒），共研为细末，每次6克，黄酒送服，每日3次。

　化痰止咳 平喘药 → 止咳平喘药

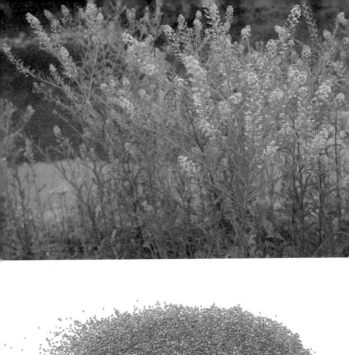

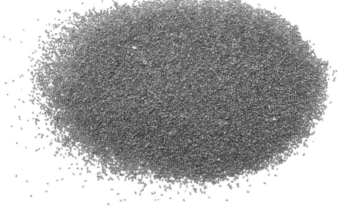

洋金花

别名 虎茄花、胡茄花、风茄花、洋喇叭花、曼陀罗花。

来源 本品为茄科植物白花曼陀罗（*Datura metel* L.）的干燥花。

生境 多为栽培，也有野生。分布于全国大部分地区，主产于江苏、浙江、福建、广东等地。

采收 4～11月花初开时采收，晒干或低温干燥。

功用 辛，温；有毒。归肺、肝经。平喘止咳，镇痛，解痉。用于哮喘咳嗽，脘腹冷痛，风湿痹痛，小儿慢惊风；外科麻醉。

验方 ①慢性气管炎：洋金花15克，研成极细末，倒入装有500毫升纯60度粮食白酒的瓶中摇匀，密封存放7日，每次1～2毫升，每日3次，单次最大量不应超过2毫升。②小儿慢惊风：洋金花7朵，全蝎（炒）10枚，朱砂、乳香、天南星（炮）、天麻各10.5克，研为末，每次2.5克，薄荷汤调下。③面上生疮：洋金花晒干，研末，少许贴之。

化痰止咳 平喘药 → 止咳平喘药

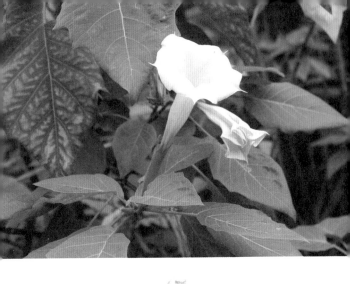

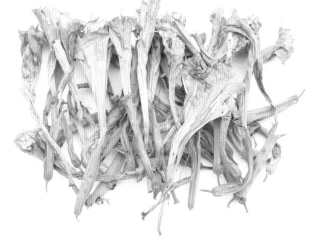

银杏叶

别名 白果叶、飞蛾叶、鸭脚子。

来源 本品为银杏科植物银杏 (*Ginkgo biloba* L.) 的干燥叶。

生境 生长于公园、园林、住宅小区、行道两旁等。全国多地都有分布。

采收 秋季叶尚绿时采收，及时干燥。

功用 甘、苦、涩，平。归心、肺经。敛肺平喘，活血化瘀，通络止痛。用于瘀血阻络，胸痹心痛，中风偏瘫，肺虚咳喘，冠心病，心绞痛，脂血症。

验方 ①冠心病、心绞痛：银杏叶、丹参、瓜蒌各15克，薤白12克，郁金9克，生甘草5克，水煎服。②灰指甲：银杏叶适量，煎水洗。③鸡眼：鲜银杏叶10片，捣烂，包贴患处，2日后呈白腐状，用小刀将硬丁剔出。④阿尔茨海默病：银杏叶每次15～20克，开水冲泡当茶饮用，30日为1个疗程。⑤漆疮肿痒：银杏叶、忍冬藤各等量，煎水洗，或单用银杏叶煎洗。

化痰止咳 平喘药　→　止咳平喘药

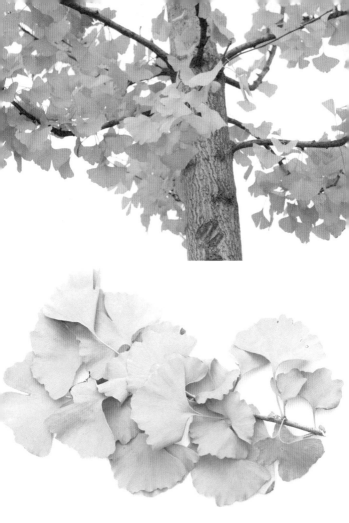

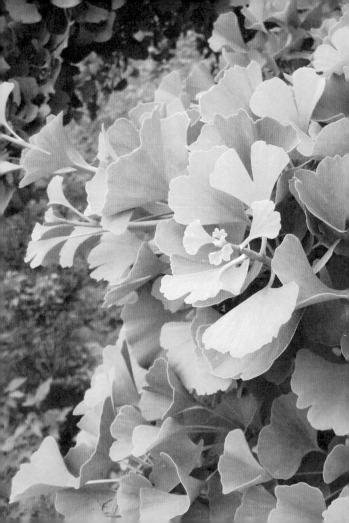

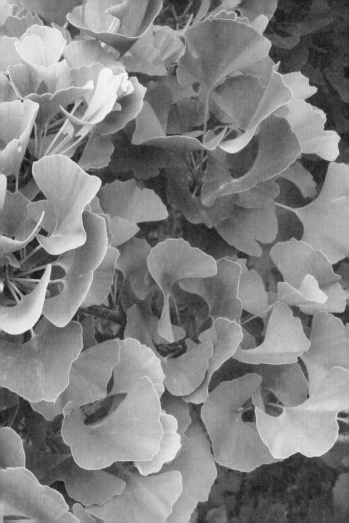

罗汉果

别名 拉汗果、金不换、假苦瓜、光果木鳖。

来源 本品为葫芦科植物罗汉果 [*Siraitia grosvenorii* (Swingle) C. Jeffrey ex A. M. Lu et Z. Y. Zhang] 的干燥果实。

生境 生长于海拔300～500米的山区。有栽培。主产于广西、江西、广东等地。

采收 秋季果实由嫩绿色变深绿色时采收，晾数天后，低温干燥。

功用 甘，凉。归肺、大肠经。清热润肺，利咽开音，滑肠通便。用于肺火燥咳，咽痛失音，肠燥便秘。

验方 ①咽喉炎：罗汉果1个，胖大海3枚，泡开水，徐徐咽下。②百日咳：罗汉果1个，柿饼15克，水煎服。③颈部淋巴结炎、百日咳：罗汉果1个，猪肺（切小块）100克，同煮汤食用。④急性扁桃体炎：罗汉果15克，乌梅、五味子各5克，甘草3克，水煎代茶饮。⑤喉痛失音：罗汉果1个，切片，水煎，待冷后，频频饮服。

化痰止咳 平喘药 → 止咳平喘药

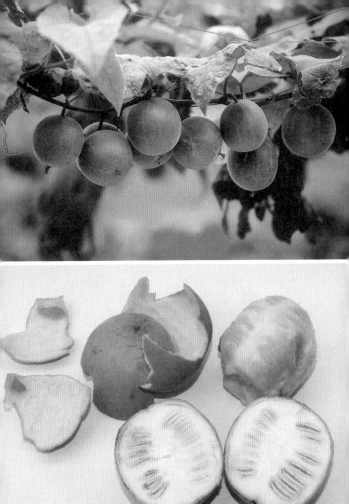

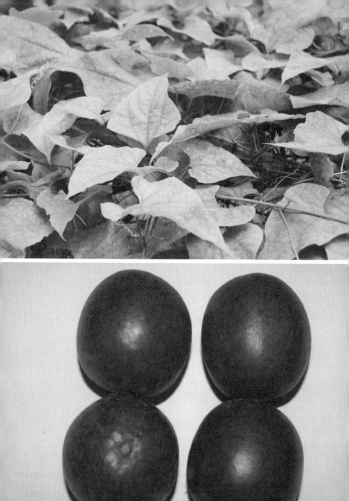

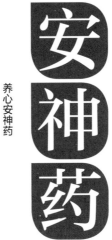

养心安神药

安神药

酸枣仁

SUAN ZAO REN

别名 山枣、刺枣、酸枣子、酸枣核。

来源 本品为鼠李科植物酸枣 [*Ziziphus jujuba* Mill. var. *spinosa* (Bunge) Hu ex H. F. Chou] 的干燥成熟种子。

生境 生长于阳坡或干燥瘠土处，常形成灌木丛。主产于辽宁、内蒙古、河北、河南、山东、山西、陕西、甘肃、安徽、江苏等地。

采收 秋末冬初采收成熟果实，除去果肉及核壳，收集种子，晒干。

功用 甘、酸，平。归肝、胆、心经。养心补肝，宁心安神，敛汗，生津。用于虚烦不眠，惊悸多梦，体虚多汗，津伤口渴。

验方 ①心悸不眠：酸枣仁研末，每次6克，日服2次，竹叶煎汤送服，宜连服1周。②气虚自汗：酸枣仁、党参各15克，黄芪30克，白术12克，五味子9克，大枣4枚，水煎，分3次服用。③胆气不足所致惊悸、恐惧、虚烦不寐：酸枣仁、川贝、知母各9克，茯苓15克，甘草6克，水煎服，每日1剂。④心气亏虚、神志不安：酸枣仁、朱砂、人参、乳香各适量，共研细末，炼蜜为丸，每次服9克，每日2～3次。

　　安神药 → 养心安神药

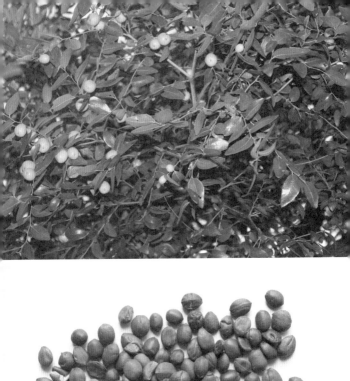
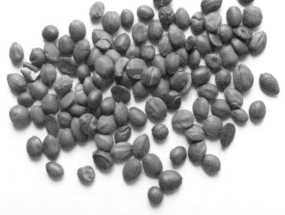

灵芝

别名 木灵芝、菌灵芝、灵芝草。

来源 本品为多孔菌科真菌赤芝 [*Ganoderma lucidum* (Leyss. ex Fr.) Karst.] 或紫芝 (*Ganoderma sinense* Zhao, Xu et Zhang) 的干燥子实体。

生境 生长于栎树及其他阔叶树的枯干、腐朽的木桩旁，喜生于植被密度大、光照短、表土肥沃、潮湿疏松之处。主产于华东、西南及河北、山西、江西、广西、广东等地。

采收 全年采收，除去杂质，剪除附有朽木、泥沙或培养基质的下端菌柄，阴干或在40～50℃烘干。

功用 甘，平。归心、肺、肝、肾经。补气安神，止咳平喘。用于心神不宁，眩晕不眠，心悸气短，虚劳咳喘。

验方 ①神经衰弱、心悸头晕、夜寐不宁：灵芝1.5～3克，水煎服，每日2次。②慢性肝炎、肾盂肾炎、支气管哮喘：灵芝焙干研末，开水冲服。③过敏性哮喘：灵芝、紫苏叶各6克，半夏4.5克，厚朴3克，茯苓9克，水煎加冰糖服。④慢性支气管炎：灵芝300克，熬煮制成干膏30克，每日3克。

安神药 ➜ 养心安神药

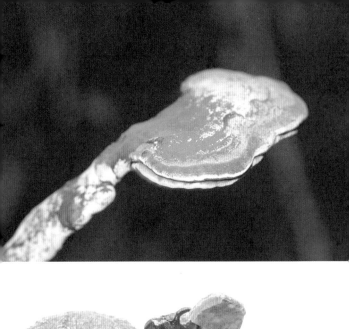

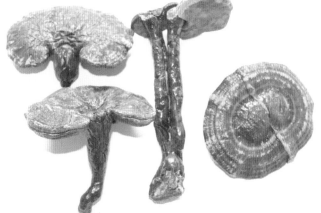

合欢皮

别名 合昏皮、马樱花、夜合皮、合欢木皮。

来源 本品为豆科植物合欢 (*Albizia julibrissin* Durazz.) 的干燥树皮。

生境 生长于林边、路旁及山坡上。全国大部分地区都有分布，主产于江苏、浙江、安徽等地。

采收 夏、秋两季采收，剥下树皮，晒干。用清水浸泡洗净，捞出，闷润后再切块或切丝，干燥。

功用 甘，平。归心、肝、肺经。解郁安神，活血消肿。用于心神不安，忧郁失眠，肺痈疮肿，跌打肿痛。

验方 ①心烦失眠：合欢皮9克，首乌藤15克，水煎服。②小儿撮口风：合欢花枝煮成浓汁，揩洗口腔。③疮痈肿痛：合欢皮、紫花地丁、蒲公英各10克，水煎服。④神经衰弱、郁闷不乐、失眠健忘：合欢皮或花、首乌藤各15克，酸枣仁10克，柴胡9克，水煎服。

安神药 → 养心安神药

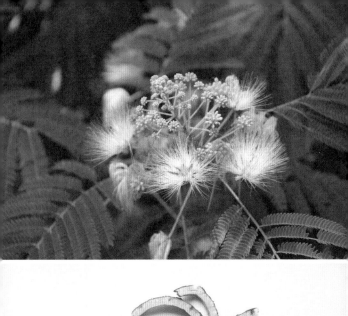

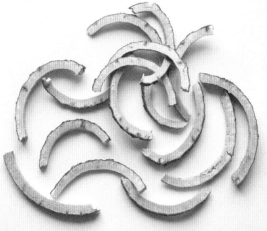

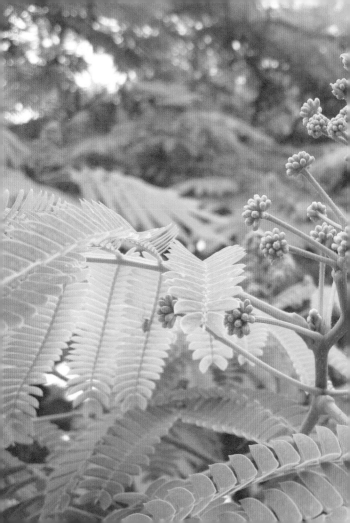

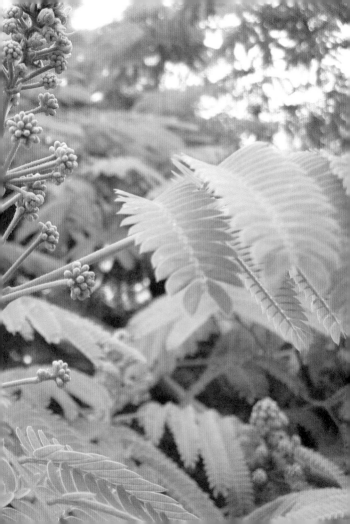

远志

别名 细草、棘菀、苦远志、小草根、关远志。

来源 本品为远志科植物远志 (*Polygala tenuifolia* Willd.) 或卵叶远志 (*Polygala sibirica* L.) 的干燥根。

生境 生长于海拔400～1000米的路旁或山坡草地。主产于山西、陕西、吉林、河南等地。

采收 春、秋两季采挖，除去须根及泥沙，晒干。

功用 苦、辛，温。归心、肾、肺经。安神益智，祛痰，消肿。用于心肾不交引起的失眠多梦、健忘惊悸、神志恍惚，咳痰不爽，疮疡肿毒，乳房肿痛。

验方 ①脑风头痛：远志末适量，吸入鼻中。②喉痹作痛：远志末适量，吹喉，涎出为度。③乳腺炎：远志焙干研细末，酒冲服10克，药渣敷患处。④健忘：远志末适量，水冲服。⑤神经衰弱、健忘心悸、失眠多梦：远志研粉，每次5克，每日2次，米汤冲服。

　安神药 → 养心安神药

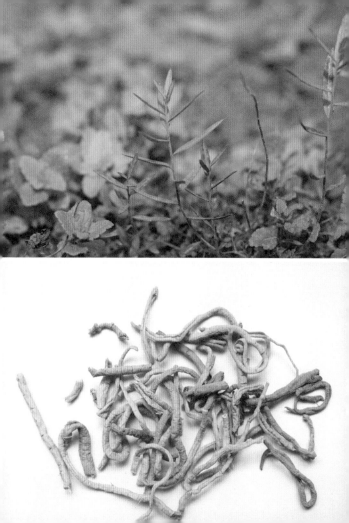

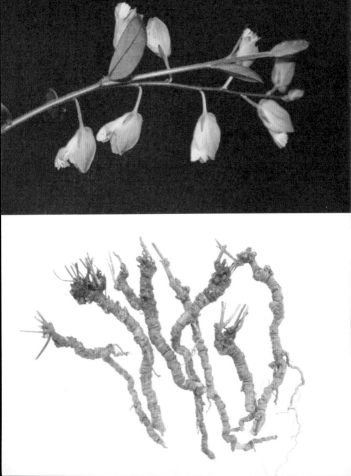

平肝息风药

平抑肝阳药　息风止痉药

石决明

SHI JUE MING

别名 鲍鱼壳、海决明、千里光、金蛤蜊皮。

来源 本品为鲍科动物杂色鲍 (*Haliotis diversicolor* Reeve)、皱纹盘鲍(*Haliotis discus hannai* Ino)、羊鲍 (*Haliotis ovina* Gmelin)、澳洲鲍 [*Haliotis ruber* (Leach)]、耳鲍 (*Haliotis asinina* Linnaeus) 或白鲍 [*Haliotis laevigata* (Donovan)] 的贝壳。

生境 主产于我国福建以南沿海地区。

采收 夏、秋两季捕捉，去肉，洗净，干燥。

功用 咸，寒。归肝经。平肝潜阳，清肝明目。用于头痛眩晕，目赤翳障，视物昏花，青盲雀目。

验方 ①畏光：石决明、黄菊花、甘草各5克，水煎，冷后服。②痘后目翳：石决明用火煅过，研为末，加谷精草等份，共研细末，以猪肝蘸食。③肝虚目翳：石决明（烧成灰）、木贼（焙）等份为末，每次10克，与姜、大枣同用水煎，连渣服下，每日3次。④小便淋证：石决明去粗皮，研为末，水飞过，每次10克，熟水送下，每日2次。⑤阴虚阳亢所致的眩晕：石决明、生龙骨各30克，生地黄、熟地黄、首乌藤各15克，山茱萸肉、川牛膝各12克，牡丹皮10克，水煎服。

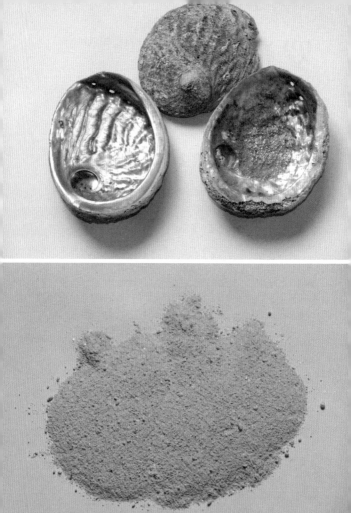

罗布麻叶

LUO BU MA YE

别名 红麻、野麻、吉吉麻、泽漆麻、红柳子、小花罗布麻。

来源 本品为夹竹桃科植物罗布麻 (*Apocynum venetum* L.) 的干燥叶。

生境 生长于河岸沙质地、山沟沙地、多石的山坡、盐碱地。主产于东北、华北、西北等地。

采收 夏季采收，除去杂质，干燥。

功用 甘、苦，凉。归肝经。平肝安神，清热利水。用于肝阳眩晕，心悸失眠，浮肿尿少，高血压，神经衰弱，肾炎浮肿。

验方 ①高血压：罗布麻叶20克，开水泡，代茶饮用。②急性肾炎高血压：罗布麻叶、菊花各10克，沸水浸泡，每日1剂，分3～4次服用。③肝炎腹胀：罗布麻叶、延胡索各10克，甜瓜蒂7.5克，公丁香5克，木香15克，共研末，每次2.5克，开水送服，每日2次。④神经衰弱、眩晕、心悸、失眠：罗布麻叶5～10克，开水冲泡代茶饮，不可煎煮。⑤水肿：罗布麻叶20～25克，水煎服，每日2次。

平肝息风药 → 平抑肝阳药

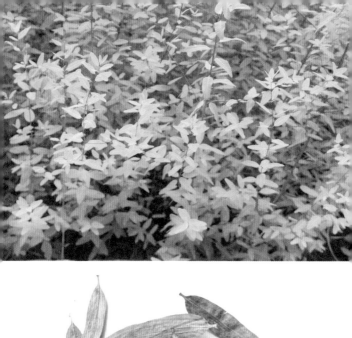

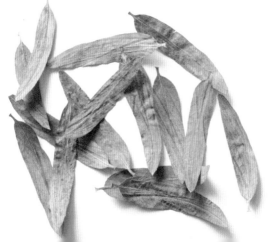

珍珠

ZHEN ZHU

别名 真朱、真珠、蚌珠、珠子、药珠。

来源 本品为珍珠贝科动物马氏珍珠贝 [*Pteria martensii* (Dunker)]、蚌科动物三角帆蚌 [*Hyriopsis cumingii* (Lea)] 或褶纹冠蚌 [*Cristaria plicata* (Leach)] 等双壳类动物受刺激形成的珍珠。

生境 天然珍珠主产于广东、广西、台湾等地。淡水养殖珍珠主产于江苏、黑龙江、安徽及上海等地。

采收 自动物体内取出，洗净，干燥。

功用 甘、咸，寒。归心、肝经。安神定惊，明目去翳，解毒生肌，润肤祛斑。用于惊悸失眠，惊风癫痫，目生翳障，疮疡不敛，皮肤色斑。

验方 ①镇惊安神：珍珠粉，每次1克，开水冲服。②慢性中耳炎，症见浓脓流水：珍珠、枯矾各6克，黄连（焙）60克，冰片3克，研细末，混匀装瓶。用时，先以过氧化氢冲洗净耳内脓液，然后取适量药末，用麻油调成药液滴耳，每次3～4滴，每日2～3次。

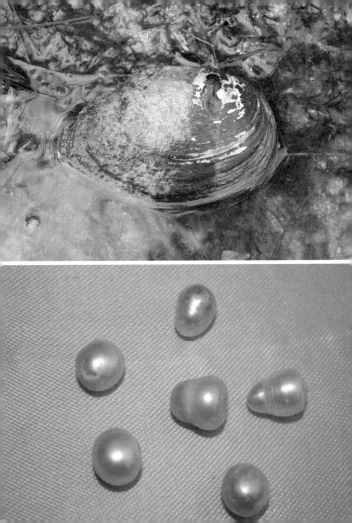

钩藤

别名 钩藤、钩丁、大钩丁、双钩藤。

来源 本品为茜草科植物钩藤 [*Uncaria rhynchophylla* (Miq.) Miq. ex Havil.]、大叶钩藤 (*Uncaria macrophylla* Wall.)、毛钩藤 (*Uncaria hirsuta* Havil.)、华钩藤 [*Uncaria sinensis* (Oliv.) Havil.] 或无柄果钩藤 (*Uncaria sessilifructus* Roxb.) 的干燥带钩茎枝。

生境 生长于灌木林或杂木林中。主产于云南、广西、广东等地。

采收 秋、冬两季采收，去叶，切段，晒干。

功用 甘，凉。归肝、心包经。清热平肝，息风定惊。用于头痛眩晕，感冒夹惊，惊痫抽搐，妊娠子痫，高血压。

验方 ①小儿惊热：钩藤50克，硝石25克，甘草（炙微赤，锉）0.5克，捣细，罗为散，每次2克，以温水调下，每日3～4次。②胎动不安：钩藤、桔梗、人参、茯神、当归、桑寄生各5克，水煎服。③高血压：钩藤12克，菊花、桑叶、夏枯草各10克，水煎服。

　　平肝息风药 → 息风止痉药

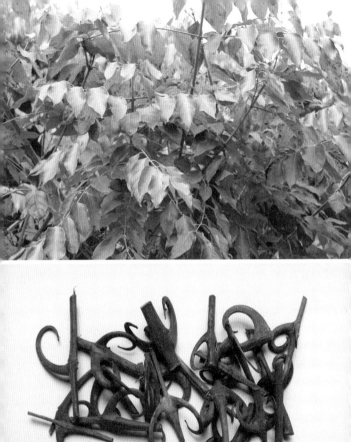

天麻

别名 赤箭、赤箭芝、明天麻、定风草根。

来源 本品为兰科植物天麻 (Gastrodia elata Bl.) 的干燥块茎。

生境 生长于腐殖质较多而湿润的林下、向阳灌木丛及草坡。主产于安徽、陕西、四川、云南、贵州等地。

采收 立冬后至次年清明前采挖，立即洗净，蒸透，敞开低温干燥。

功用 甘，平。归肝经。平抑肝阳，息风止痉，祛风通络。用于头痛眩晕，肢体麻木，小儿惊风，癫痫抽搐，破伤风，风湿痹痛。

验方 ①头晕、肢体疼痛、皮肤瘙痒、偏头痛等：天麻9克，川芎6克，水煎2次，混合药汁，早、晚服用，每日1剂。②风湿痹、四肢拘挛：天麻25克，川芎100克，共研为末，炼蜜为丸，如芡子大，每次嚼服1丸，饭后以茶或酒送下。③半身不遂、风湿痹痛、坐骨神经痛、慢性腰腿痛：天麻、杜仲、牛膝各30克，枸杞50克，羌活20克，切片，放入烧酒中，浸泡7日，每次服一小盅，每日2～3次。

506 I 507 百草良方速认速查小红书　　平肝息风药 → 息风止痉药

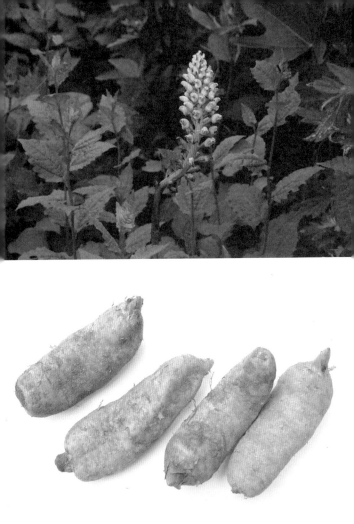

地龙

别名 蚯蚓、土龙、附蚓、寒蚓。

来源 本品为钜蚓科动物参环毛蚓 [Pheretima aspergillum (E. Perrier)]、通俗环毛蚓 (Pheretima vulgaris Chen)、威廉环毛蚓 [Pheretima guillelmi (Michaelsen)] 或栉盲环毛蚓 (Pheretima pectinifera Michaelsen) 的干燥体。

生境 生长于潮湿疏松的泥土中。分布于全国各地。

采收 春季至秋季捕捉，及时剖开腹部，除去内脏及泥沙，洗净，晒干或低温干燥。

功用 咸，寒。归肝、脾、膀胱经。清热定惊，通络，平喘，利尿。用于高热神昏，惊痫抽搐，关节痹痛，肢体麻木，半身不遂，肺热喘咳，尿少水肿，高血压。

验方 ①头痛：地龙、野菊花各15克，白僵蚕10克，水煎服，每日2次。②婴幼儿抽搐：地龙5~10条，捣烂如泥，加少许食盐，涂囟门。

平肝息风药 → 息风止痉药

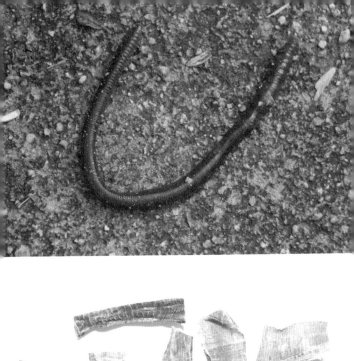

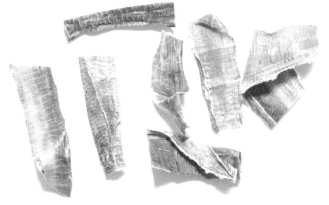

全蝎

别名 钳蝎、全虫、蝎子、山蝎。

来源 本品为钳蝎科动物东亚钳蝎 (*Buthus martensii* Karsch) 的干燥体。

生境 生长于阴暗潮湿处。主产于河南、山东等地，河北、辽宁、安徽、湖北等地亦产。

采收 春末至秋初捕捉，除去泥沙，置于沸水或沸盐水中，煮至全身僵硬，捞出，置于通风处阴干。

功用 辛，平；有毒。归肝经。息风镇痉，攻毒散结，通络止痛。用于肝风内动，小儿惊风，抽搐痉挛，中风口㖞，半身不遂，破伤风，风湿顽痹，偏正头痛，疮疡，瘰疬。

验方 ①牙疼：全蝎3个，蜂房10克，炒研，擦牙。②关节疼痛、筋节挛疼：全蝎（炒）7个，麝香0.2克，研匀，空腹温酒调服。③偏头痛：全蝎、藿香、麻黄、细辛各等份，共研细末，每次3克，开水送服。④痈疮肿毒：全蝎、栀子各10克，麻油煎黑去滓，入黄蜡，化成膏敷之。⑤阴囊湿疹成疮：全蝎、延胡索、杜仲（炒）各15克，水煎服。

平肝息风药 → 息风止痉药

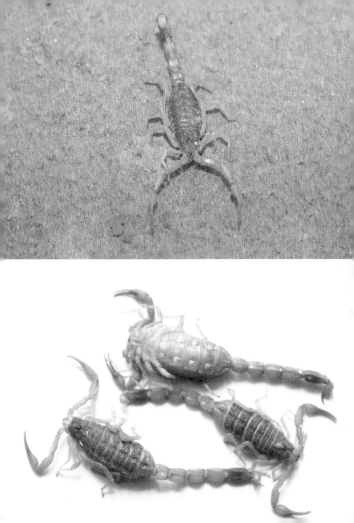

石菖蒲

别名 菖蒲、山菖蒲、药菖蒲、菖蒲叶、水剑草、剑叶菖蒲。

来源 本品为天南星科植物石菖蒲 (*Acorus tatarinowii* Schott) 的干燥根茎。

生境 生长于阴湿环境，在郁密度较大的树下也能生长。主产于我国黄河流域以南各地。

采收 秋、冬两季采挖，除去须根及泥沙，晒干。

功用 辛、苦，温。归心、胃经。化湿开胃，开窍豁痰，醒神益智。用于脘痞不饥，噤口下痢，神昏癫痫，健忘失眠，耳鸣耳聋。

验方 ①产后崩中、下血不止：石菖蒲50克，酒2盏，煎取1盏，去滓，分3次食前温服。②病后耳聋：生石菖蒲汁适量，滴入耳中。③阴汗湿痒：石菖蒲、蛇床子各等份，研为末，日搽2～3次。④心肾两虚的尿频或滑精：石菖蒲、远志各6克，桑螵蛸、当归、人参各9克，龟甲、龙骨各15克，茯神12克，研为细末，睡觉时人参汤调下6克。⑤心肾虚损引起的健忘：石菖蒲、益智仁各9克，远志、菟丝子各12克，熟地黄15克，水煎服。

平肝息风药 → 息风止痉药

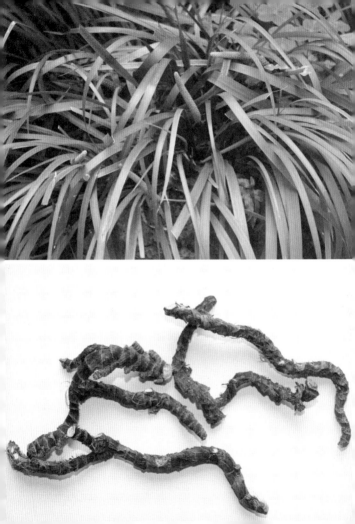

安息香

别名 拙贝罗香、野茉莉。

来源 本品为安息香科植物白花树 [*Styrax tonkinensis* (Pierre) Craib ex Hart.] 的干燥树脂。

生境 生长于山谷、山坡、疏林或林缘。进口安息香分布于印度尼西亚的苏门答腊及爪哇。我国江西、福建、湖南、广东、海南、广西、贵州、云南等地也有分布。

采收 树干经自然损伤或于夏、秋两季割裂树干，收集流出的树脂，阴干。

功用 辛、苦，平。归心、脾经。开窍醒神，行气活血，止痛。用于中风痰厥，气郁暴厥，中恶昏迷，心腹疼痛，产后血晕，小儿惊风。

验方 ①小儿肚痛：安息香酒蒸成膏，沉香、丁香、木香、藿香、八角茴香各15克，砂仁、香附、炙甘草各25克，研为末，以膏和炼蜜丸，如芡子大，每次5克，紫苏汤送下。②心绞痛：安息香适量，研为细末，温水送服。

平肝息风药 → 息风止痉药

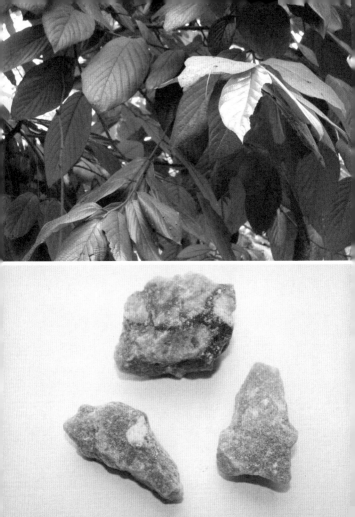

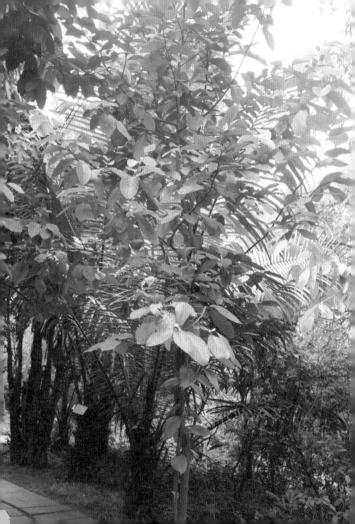

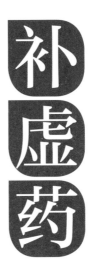

补气药

REN SHEN

别名 地精、黄参、神草。

来源 本品为五加科植物人参（*Panax ginseng* C. A. Mey.）的干燥根。

生境 生长于海拔500~1100米的山地缓坡或斜坡地的针阔混交林或杂木林中。主产于吉林、辽宁、黑龙江、河北等地。多为栽培品，习称"园参"；野生品产量少，习称"野山参"。

采收 多于秋季采挖，洗净，晒干或烘干。

功用 甘，微苦，微温。归脾、肺、心、肾经。大补元气，复脉固脱，补脾益肺，生津养血，安神益智。用于体虚欲脱，肢冷脉微，脾虚食少，肺虚喘咳，津伤口渴，内热消渴，久病虚羸，惊悸失眠，阳痿宫冷，心力衰竭，心源性休克。

验方 ①心律失常：人参3~5克（或党参15克），麦冬10克，水煎，饮汤食参，每日2剂。②缓解身体虚弱：人参6克，大枣10枚，水煎服。③虚劳白汗不止：人参45克，白术60克，桂心21克。每服15克，水煎服，每日1次。④小儿惊热盗汗：人参3克，黄芪6克，当归4.5克，加猪心一片，水煎服。⑤糖尿病：人参、枸杞各3克，生地黄12克，天冬8克，山茱萸6克，水煎服，每日1剂，分3次服，连服1个月。⑥性功能障碍（肾虚阳痿、早泄等）：人参3~9克，水煎频服；或单用整根人参泡酒服。

　　补虚药 → 补气药

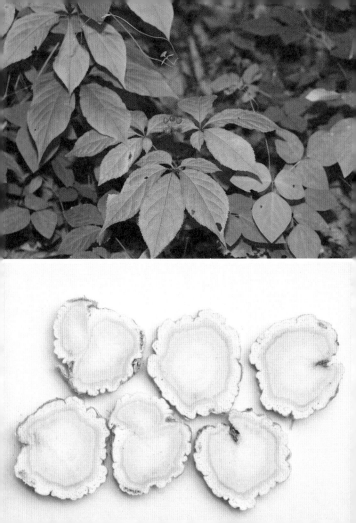

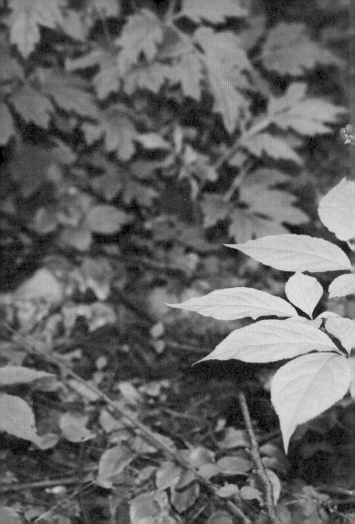

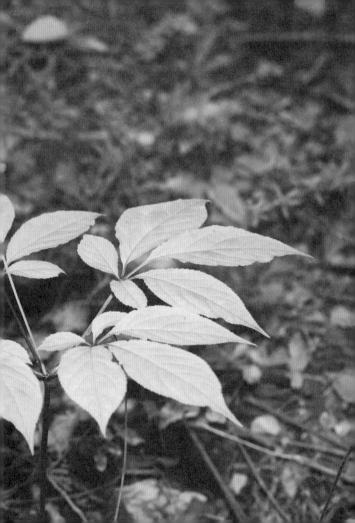

西洋参

别名 洋参、西参、花旗参、西洋人参、广东人参。

来源 本品为五加科植物西洋参 (*Panax quinquefolium* L.) 的干燥根。

生境 均系栽培品，生长于土质疏松、土层较厚、肥沃、富含腐殖质的森林沙质壤土。原产于加拿大和美国。我国东北、华北、西北等地引种栽培。

采收 秋季采挖，洗净，晒干或低温干燥。

功用 甘、微苦，凉。归心、肺、肾经。补气养阴，清热生津。用于气虚阴亏，内热，咳喘痰血，虚热烦倦，消渴，口燥咽干。

验方 ①失眠：西洋参3克，灵芝15克，水煎代茶饮。②便秘：西洋参粉1小茶匙，用开水在下午14时服下。③气虚：西洋参、麦冬、石斛、六一散各10克，用开水冲饮，剩下的渣子也可以嚼着吃。

补虚药 → 补气药

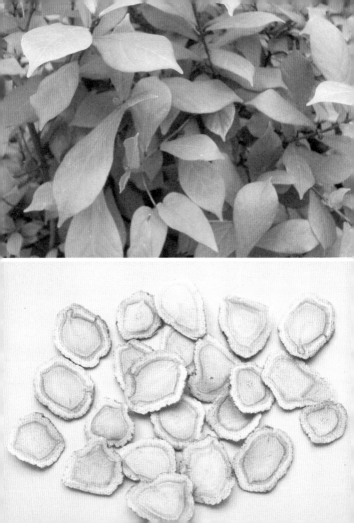

党参

别名 潞党参、汶党参、上党参、仙草根、叶子菜、防风党参。

来源 本品为桔梗科植物党参 [*Codonopsis pilosula* (Franch.) Nannf.]、素花党参 [*Codonopsis pilosula* Nannf. var. *modesta* (Nannf.) L. T. Shen] 或川党参 [*Codonopsis tangshen* Oliv.] 的干燥根。

生境 生长于山地林边及灌丛中。现大量栽培。主产于山西、陕西、甘肃、四川、云南、贵州、湖北、河南、内蒙古及东北等地。

采收 秋季采挖，洗净，晒干。

功用 甘，平。归脾、肺经。养血生津，健脾益肺。用于脾肺虚弱，气短心悸，食少便溏，虚喘咳嗽，内热消渴。

验方 ①小儿口疮：党参50克，黄柏25克，共研为细末，吹撒患处。②心律失常：党参10克，麦冬8克，五味子3克，同研成细末，每日1剂，分2次服用。

补虚药 → 补气药

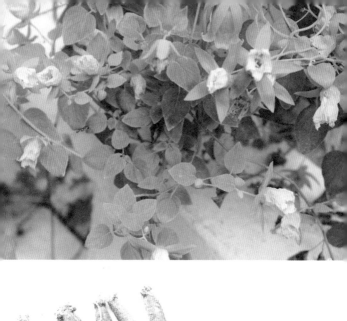

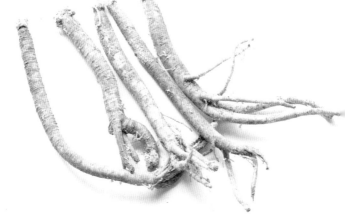

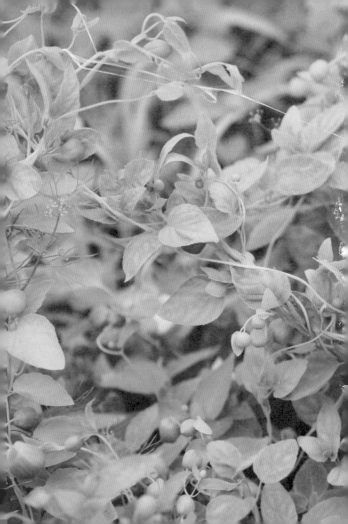

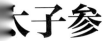

TAI ZI SHEN

太子参

别名 童参、四叶参、四叶菜、孩儿参。

来源 本品为石竹科植物孩儿参 [*Pseudostellaria heterophylla* (Miq.) Pax et Hoffm.] 的干燥块根。

生境 生长于林下富含腐殖质的深厚土壤中。主产于福建、江苏、山东、安徽。其中，福建省柘荣县是全国最大的太子参产地。

采收 夏季茎叶大部分枯萎时采挖，洗净，除去须根，置于沸水中略烫后晒干或直接晒干。

功用 甘、微苦，平。归脾、肺经。益气健脾，生津润肺。用于脾虚体倦，食欲不振，病后虚弱，气阴不足，自汗口渴，肺虚干咳。

验方 ①病后气血亏虚、神疲乏力：太子参15克，黄芪12克，五味子3克，炒白扁豆9克，大枣4枚，水煎代茶饮。②脾虚便溏、饮食减少：太子参12克，白术、茯苓各9克，陈皮、甘草各6克，水煎服。③神经衰弱、失眠：太子参15克，当归、远志、酸枣仁、甘草各9克，水煎服。④祛瘀消癥：太子参、桃仁、黄芪、郁金、丹参、凌霄花、制香附、预知子各9克，炙鳖甲12克，全蝎6克，水煎服，每日1剂。

补虚药 → 补气药

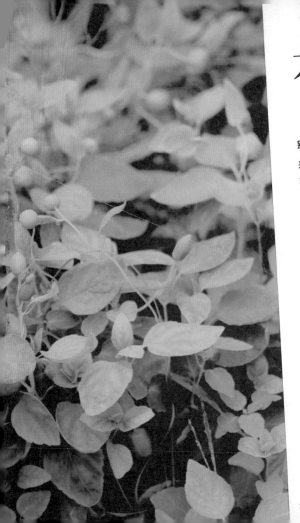

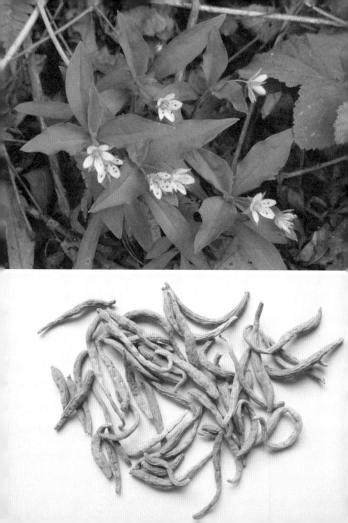

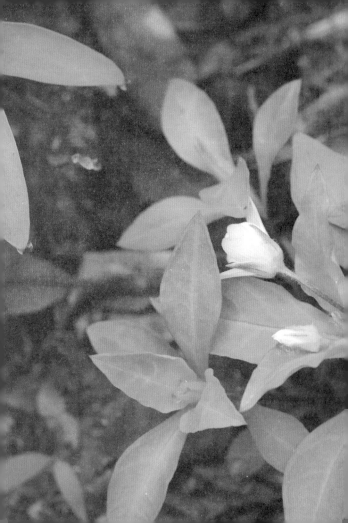

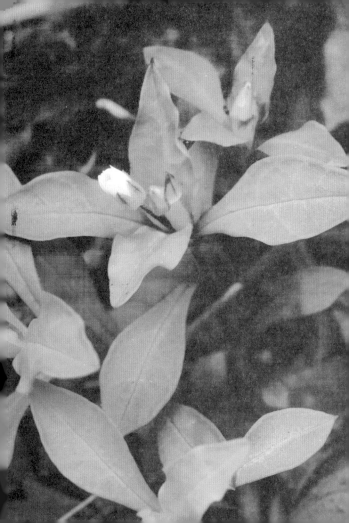

黄芪

别名 黄耆、箭芪、绵芪、绵黄芪。

来源 本品为豆科植物蒙古黄芪 [*Astragalus membranaceus* (Fisch.) Bge. var. *mongholicus* (Bge.) Hsiao] 或膜荚黄芪 [*Astragalus membranaceus* (Fisch.) Bge.] 的干燥根。

生境 生长于土层深厚、土质疏松、肥沃、排水良好、向阳干燥的中性或微酸性沙质壤土，平地或向阳的山坡均可种植。主产于山西、黑龙江、辽宁、河北、四川、内蒙古等地。

采收 春、秋两季采挖，除去须根及根头，晒干。

功用 甘，微温。归肺、脾经。补气升阳，固表止汗，利水消肿，生津养血，利尿排毒，排脓，敛疮生肌。用于气虚乏力，食少便溏，中气下陷，久泻脱肛，便血崩漏，表虚自汗，气虚水肿，痈疽难溃，久溃不敛，血虚萎黄。

验方 ①**气虚自汗**：黄芪120克，大枣5枚，浮小麦15克，水煎服。②**半身不遂**：黄芪60克，桂枝、当归各15克，白芍、木瓜、伸筋草、络石藤、海风藤各10克，炙甘草5克，水煎服。③**气虚发热盗汗**：黄芪60克，白术、五味子各15克，白芍、防风各9克，水煎服。④**银屑病**：黄芪、生地黄、当归、白蒺藜各30克，水煎2次，早、晚分服。

补虚药 → 补气药

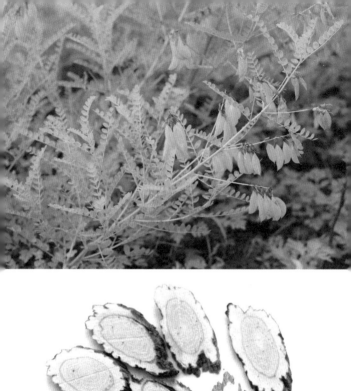

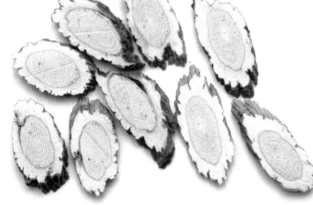

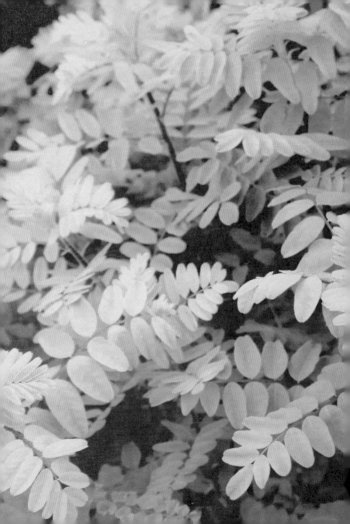

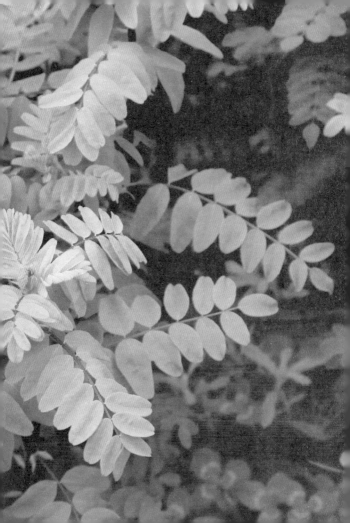

白术

别名 于术、浙术、天蓟、山姜、山连、冬白术。

来源 本品为菊科植物白术 (*Atractylodes macrocephala* Koidz.) 的干燥根茎。

生境 多为栽培。主产于安徽、浙江、湖北、湖南、江西等地。

采收 冬季下部叶枯黄、上部叶变脆时采挖，除去泥沙，烘干或晒干，再除去须根。

功用 苦、甘、温。归脾、胃经。健脾益气，燥湿利水，止汗，安胎。用于脾虚食少，腹胀泄泻，痰饮眩悸，水肿，自汗，胎动不安。

验方 ①久泻、久痢：白术300克，水煎浓缩成膏，放一夜，倾出上面清水，每次1～2匙，蜜汤调服。②小儿腹泻（消化不良性）：白术粉（米汤制）、槟榔粉各等份，每日3餐饭后服用，每次9克，连服3日。

补虚药 → 补气药

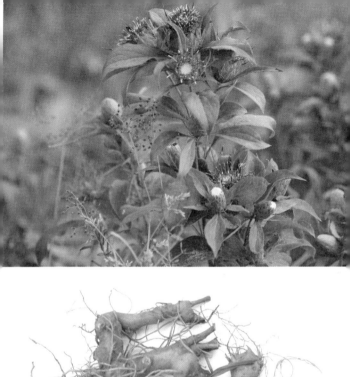

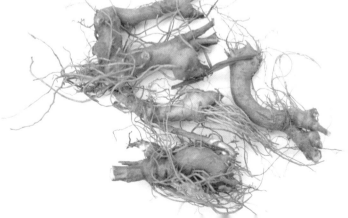

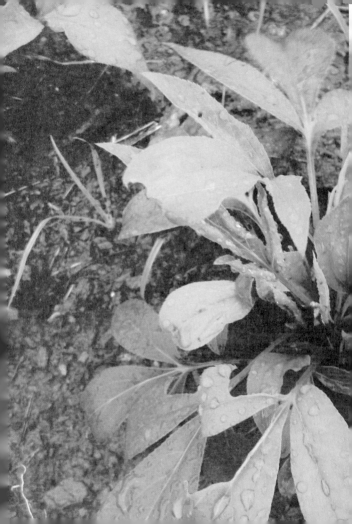

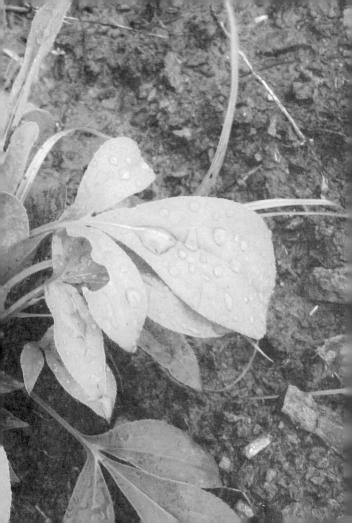

山药

别名 土薯、薯药、薯蓣、山芋、玉延、怀山药。

来源 本品为薯蓣科植物薯蓣 (*Dioscorea opposita* Thunb.) 的干燥根茎。

生境 生长于排水良好、疏松肥沃的壤土中。主产于河南、山西等地，全国各地均有栽培。

采收 冬季茎叶枯萎后采挖，切去根头，洗净，除去外皮及须根，干燥。也有选择肥大顺直的干燥山药，置于清水中，浸至无干心，闷透，切齐两端，用木板搓成圆柱状，晒干，打光，习称"光山药"。

功用 甘，平。归脾、肺、肾经。补脾养胃，生津益肺，补肾涩精。用于脾虚食少，久泻不止，肺虚喘咳，肾虚遗精，带下，尿频，虚热消渴。麸炒山药补脾健胃，用于脾虚食少，泄泻便溏，白带过多。

验方 ①久病咳喘、痰少或无痰、咽干口燥：鲜山药60克，切碎，捣烂，加甘蔗汁半碗和匀，火上炖熟服用。②健脾益肾、补肺定喘、润肤养颜：山药50克，核桃仁20克，大枣10克，小米30～50克，加水适量，煮至米烂汤黏，代粥佐餐。

540 | 541 百草良方速认速查小红书 **补虚药 → 补气药**

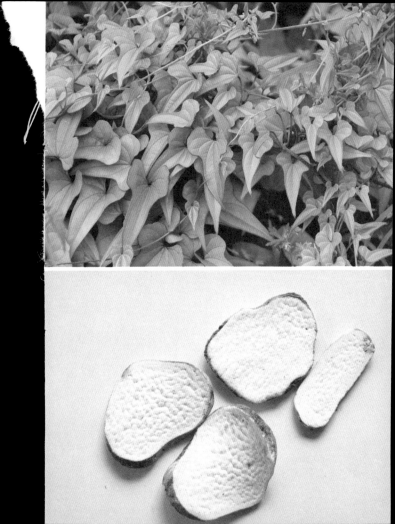

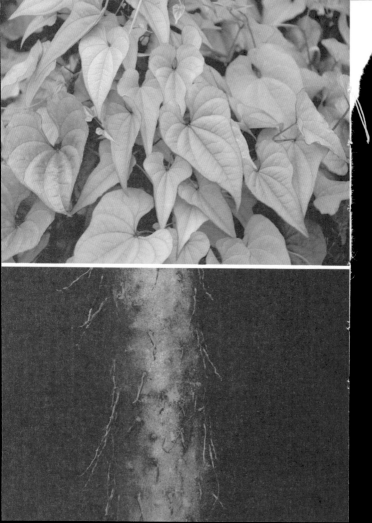

拼音顺序索引

车前子	278	大青叶	094
沉香	336	大蒜	160
陈皮	328	大血藤	114
赤芍	180	丹参	412
臭草	142	淡豆豉	044
川贝母	446	淡竹叶	058
川楝子	338	党参	524
川木通	282	刀豆	356
川牛膝	420	地肤子	288
川乌	220	地骨皮	192
川芎	402	地黄	174
穿心莲	092	地龙	508
垂盆草	300	地榆	382
葱白	028	灯心草	292
D		丁香	316
大腹皮	354	冬凌草	162
大黄	198	独活	216
大蓟	380		

茵陈	294	珍珠	502
银柴胡	194	知母	052
银杏叶	478	栀子	062
鱼腥草	112	枳实	332
郁金	406	朱砂根	148
郁李仁	204	猪苓	268
远志	494	竹茹	454
Z		紫草	182
泽兰	418	紫花地丁	102
泽泻	270	紫苏梗	006
浙贝母	450	自然铜	430

笔画顺序索引

川木通	282	木香	334
川贝母	446	木贼	046
川牛膝	420	木蝴蝶	126
川乌	220	五加皮	238
川芎	402	太子参	528
川楝子	338	车前子	278
广金钱草	274	牛蒡子	032
广藿香	250	升麻	040
马齿苋	130	化橘红	330
马勃	120	丹参	412
马钱子	428	乌药	340
四画		火麻仁	202
王不留行	424	五画	
天花粉	056	功劳木	170
天南星	440	甘遂	206
天麻	506	石韦	290
天葵子	164	石决明	498
木瓜	224	石菖蒲	512

牵牛子	210	桂枝	004
鸦胆子	132	桔梗	458
钩藤	504	夏天无	410
香加皮	272	夏枯草	064
香附	344	柴胡	038
香橼	348	党参	524
香薷	010	鸭跖草	060
胖大海	462	臭草	142
独活	216	射干	116
姜黄	408	凌霄花	426
前胡	456	高良姜	318
洋金花	476	拳参	106
穿心莲	092	益母草	416
络石藤	232	浙贝母	450

十画

秦艽	228	娑罗子	352
秦皮	082	海藻	464
莱菔子	362	桑白皮	472